# ÉTUDE CLINIQUE ET EXPÉRIMENTALE

## SUR

# L'HYPNOTISME

DE

### QUELQUES EFFETS DES EXCITATIONS PÉRIPHÉRIQUES

CHEZ

## LES HYSTÉRO-ÉPILEPTIQUES

A

## L'ÉTAT DE VEILLE ET D'HYPNOTISME

PAR

### Le Dr Paul MAGNIN

Membre de la Société d'Anthropologie
et de la Société zoologique.

PARIS

A. DELAHAYE et E. LECROSNIER, EDITEURS

Place de l'École-de-médecine

1884

# L'HYPNOTISME

DE

## QUELQUES EFFETS DES EXCITATIONS PÉRIPHÉRIQUES

CHEZ

## LES HYSTÉRO-ÉPILEPTIQUES

A

## L'ÉTAT DE VEILLE ET D'HYPNOTISME

PAR

### Le Dr Paul MAGNIN

Membre de la Société d'Anthropologie
et de la Société zoologique.

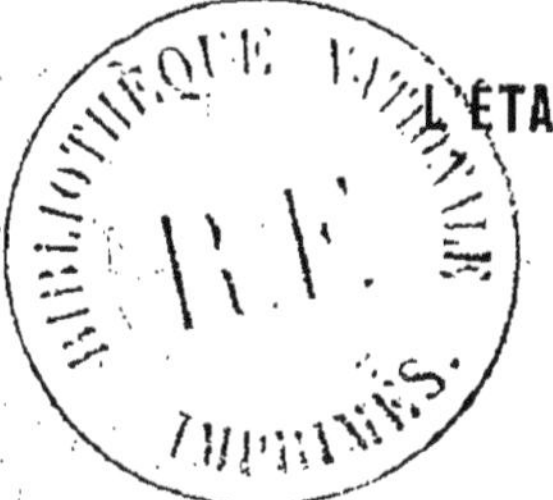

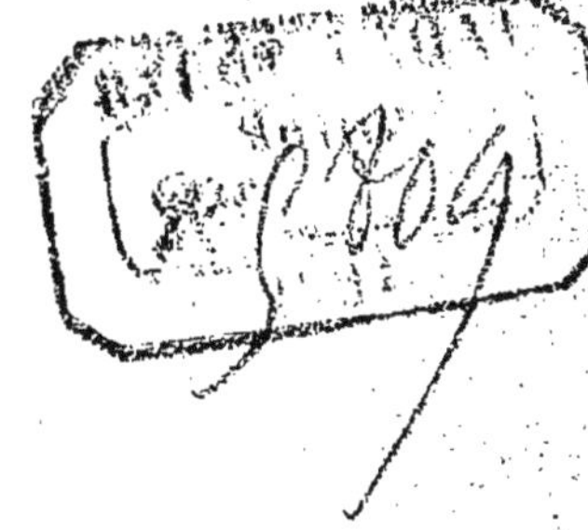

PARIS

A. DELAHAYE et E. LECROSNIER, ÉDITEURS

Place de l'École-de-médecine

1884

# ÉTUDE CLINIQUE ET EXPÉRIMENTALE

## SUR

# L'HYPNOTISME

DE QUELQUES EFFETS DES EXCITATIONS PÉRIPHÉRIQUES CHEZ LES HYSTÉRO-ÉPILEPTIQUES A L'ÉTAT DE VEILLE ET D'HYPNOTISME.

Dans son livre intitulé *Neurypnology*, James Braid (1) définit l'hypnotisme « un état particulier du système nerveux déterminé par des manœuvres artificielles. » Cette définition, tout insuffisante qu'elle puisse être, a du moins l'avantage de ne rïen préjuger sur la nature intime des phénomènes observés. Or, les recherches entreprises scientifiquement depuis Braid ont montré précisément combien la question était complexe et combien, en dehors de toute interprétation actuellement prématurée, la constatation rigoureuse des faits présentait par elle-même de difficultés. D'autre part, ces recherches et en particulier les travaux du professeur Charcot et de ses élèves

(1) James Braid. Neurypnology. Or the rationale of nervous sleep, considered in relation with animal Magnetism. Illustrated by numerous cases of its succesful application in the relief and cure of disease London and Edinburgh, 1843. Traduction française par le D<sup>r</sup> Jules Simon, 1883, p. 19.

ont fait comprendre tout l'intérêt que présente ce genre d'études, études « destinées certainement à porter quelque jour la lumière, dans une foule de questions, non seulement de l'ordre pathologique, mais aussi de l'ordre physiologique ou psychologique autrement presque inaccessibles » (1).

Les phénomènes si nombreux et si variés qui s'observent chez les sujets hypnotisés ne répondent pas, pour le savant professeur de la Salpétrière, à un seul et même état nerveux. « L'hypnotisme représente un groupe comprenant plusieurs états nerveux différents les uns des autres, chacun de ces états s'accusant par une symptomatologie qui lui appartient en propre. Ces différents états nerveux, dont l'ensemble comprend toute la symptomatologie de l'hypnotisme, doivent être ramenés à trois types : 1° l'état cataleptique ; 2° l'état léthargique ; 3° l'état somnambulique.

« Chacun de ces états jouit d'une autonomie réelle en ce sens qu'ils peuvent tous, dans certaines conditions, se présenter primitivement et persister isolément ; mais comme ils peuvent aussi tous les trois, dans le cours d'une même observation, être produits successivement dans tel ou tel ordre au gré de l'observateur, on pourrait les considérer comme représentant les phases ou périodes d'une seule affection (2). »

L'hypnotisme peut être évidemment regardé comme une névrose expérimentale à plusieurs degrés (3) ; et les différentes formes ou mieux ces différents degrés du sommeil provoqué dépendent du rapport existant entre les fonctions obscurcies

(1) J.-M. Charcot. Exposé des titres scientifiques du D' J.-M. Charcot, supplément 1878-1882, p. 173.

(2) J.-M. Charcot. Note sur les divers états nerveux déterminés par l'hypnotisation sur les hystéro-épileptiques. C. R. de l'Académie des sciences (séancé du 13 février 1882). Progrès médical, 1882, p. 124 et suivantes.

(3) P. Magnin. Remarques générales sur l'hypnotisme, etc. Mémoire de la Société de biologie, 1883, p. 43.

ou abolies et les fonctions persistantes ou excitées (1). D'ailleurs, outre les états qu'on a appelés francs (somnambulisme, catalepsie, léthargie), on en observe d'autres que par opposition on a désignés sous le nom d'états mixtes. Ce ne sont là que des phases intermédiaires, les traits d'union entre les précédents, et en somme, *tous les états différents décrits dans l'hypnose ne sont que des degrés d'une même affection, degrés entre lesquels il ne saurait y avoir de transition brusque.* L'hypnotisme doit être envisagé comme un processus essentiellement progressif et, depuis l'état de veille jusqu'à la léthargie qui nous semble être le degré le plus profond du sommeil provoqué, on observe tous les intermédiaires : soit du moins au plus et sans parler des périodes mixtes, le somnambulisme et la catalepsie. Cela est si vrai qu'on peut, au moyen d'une même excitation suffisamment prolongée, faire passer le sujet de l'état de veille à l'état somnambulique, puis insensiblement à l'état cataleptique et, de là enfin, à l'état léthargique.

Tout récemment, M. le D$^r$ Brémaud (de Brest), attirait l'attention de la Société de biologie sur un état spécial qu'il désigne sous le nom de fascination, et qui, pour lui, représenterait, pour ainsi dire, l'hypnotisme à son minimum d'intensité. Or, ces expériences, M. Brémaud les a faites sur des sujets hommes et, en apparence au moins, parfaitement sains. Il n'a jamais pu les reproduire sur les femmes hystéro-épileptiques, sur lesquelles il a eu occasion d'expérimenter, comme si la susceptibilité trop grande des sujets les avait fait tomber de suite dans un état plus profond du sommeil provoqué. Sur des femmes en excellent état apparent de santé et hypnotisables, l'état de fascination ne peut être établi et chez les sujets masculins, quand les expériences sont multipliées, à mesure que

(1) E. Chambard. Du somnambulisme en général. Thèse de Paris, 1880, p. 10.

l'impressionnabilité du sujet s'accroît, la période de fascination disparaît graduellement et finit par ne plus apparaître.
L'état établi d'emblée serait la catalepsie (1).

Chez les hystéro-épileptiques même, la sensibilité des sujets aux différents agents qui servent à provoquer l'hypnotisme est variable, de telle sorte que telle excitation périphérique qui, chez l'une, ne produira que le somnambulisme ou la
catalepsie, plongera l'autre d'emblée dans la léthargie la plus
complète. Si d'ailleurs le fait que nous énonçons n'est pas
évident au premier abord et ne semble pas avoir été vu par
les observateurs qui se sont occupés de la question, c'est que
l'établissement d'une période donnée de l'hypnotisme s'effectue avec rapidité et est d'une observation souvent fort
difficile.

Je n'en veux pour preuve que l'exemple suivant : voulant
un jour produire la léthargie d'emblée chez une malade, je
lui appuyais sur le vertex (ce moyen chez elle réussissait très
bien). Quelqu'un étant venu me parler, je cessai la pression et
laissai là ma malade. Lorsque je revins auprès d'elle, je cons-
tatai qu'elle était endormie, mais en somnambulisme. Or, sur
les nombreuses malades que nous avions eu l'occasion d'hypno-
tiser, nous avions, mon maître et moi, fait à diverses reprises
la remarque suivante : lorsque nous voulions les placer d'emblée (par un procédé classique) dans la période léthargique du
sommeil provoqué, il nous arrivait souvent de les faire passer
par la phase cataleptique et cela surtout lorsqu'il s'agissait de
sujets présentant quelque résistance aux manœuvres hypnogéniques. Même observation avait du reste été faite par d'autres expérimentateurs (2).

(1) Brémaud. Compt. rend. de la Société de biologie, 1883. De l'état
de fascination chez les sujets non malades, p. 537. — Note sur la production de l'hypnotisme chez des sujets sains de différents âges, p. 635.
— Ibid., 1884. Etat de fascination dans la série hypnotique, p. 169.

(2) P. Richer. Etudes cliniques sur l'hystéro-épilepsie, 1881, p. 380.

Tenant compté de cette remarque, je me demandai si le fait que j'observais ne tenait pas simplement à l'insuffisance de durée de l'action hypnogénique. Je touchai alors à nouveau le vertex de la malade et, continuant la pression un instant, je la vis passer du somnambulisme en catalepsie, et de la catalepsie en léthargie. Pendant des mois, j'avais placé la malade d'emblée en léthargie par pression du vertex et comme, d'une part, ce sujet était très sensible et que, d'autre part, la pression était suffisante et par habitude peut-être toujours à peu près la même, je n'avais pas vu que, dans chaque expérience, elle devenait somnambule, puis cataleptique et alors seulement léthargique. J'avais donc, chez cette malade, au moyen d'une même excitation, produit successivement les différents états du sommeil provoqué. Même tentative sur d'autres sujets, et quel que fût d'ailleurs le procédé employé pour les endormir, même résultat.

Tout le problème s'est trouvé réduit sur nos malades à une simple question de durée et d'intensité d'action, en même temps que d'impressionnabilité plus ou moins grande du sujet.

Ce qui précède est du reste en rapport avec les idées émises au sujet du somnambulisme spontané et l'ordre dans lequel se montrent probablement, du moins au plus, d'après MM. Ball et Chambard, les phénomènes qui constituent ce trouble fonctionnel du système nerveux nous confirme dans notre manière de voir (1).

Dans un récent travail sur la suggestion dans l'état hypnotique et dans l'état de veille, M. le professeur Bernheim (de Nancy) arrive à une conclusion opposée. Pour cet auteur, le somnambulisme, lorsqu'il se présente dans son plus parfait

(1) E. Chambard. Th. citée, p. 32. — Ball et Chambard. Art. Somnambulisme, in Dictionnaire encycl. des sciences méd., 3ᵉ série, t. X, p. 332.

développement « (automatisme somnambulique actif et vie somnambulique de Chambard) implique l'influence la plus profonde, le degré d'hypnotisme le plus avancé, le plus éloigné de l'état de veille » (1). Mais les divisions que M. Bernheim établit dès le début de son mémoire dans la somniation provoquée tendent à montrer qu'il n'a expérimenté que sur des malades somnambules ou somnambulo-cataleptiques. Quant à la léthargie, M. Bernheim ne semble pas l'avoir observée.

Bien que la réalité des faits avancés par M. Brémaud soit indéniable (2), il n'en est pas moins vrai qu'il est assez rationnel d'admettre que les phénomènes d'hypnotisme «qui dépendent toujours d'un trouble de fonctionnement régulier de l'organisme » (3), se développeront plus facilement chez les sujets doués d'une prédisposition spéciale. On sait du reste que les magnétiseurs ne prennent que des jeunes gens pour sujets de leurs expériences, et les médecins qui ont fait des tentatives d'hypnotisme sur l'homme sain ne paraissent avoir réussi à provoquer le développement de la «névrose hypnotique » que dans les mêmes conditions. Or, peut-être la réussite relativement fréquente à cet âge tient-elle à ce que le système nerveux n'est pas encore parfaitement équilibré. Nous trouvons dans la thèse de notre excellent ami M. le Dr R. Boussi (4) une note assez curieuse de deux maîtres d'études du Lycée Henri IV, MM. Forfer et Vaisson, aujourd'hui docteurs en médecine.

(1) Bernheim. De la suggestion dans l'état hypnotique et dans l'état de veille. Paris, 1884, p. 8, 9, 91, 92 (publié d'abord dans la Revue médicale de l'Est).

(2) Ch. Richet. Hypnotisme et contracture. In Compt. rend. de la Soc. de biologie, 1883, p. 662.

(3) P. Richer, Loc. cit., p. 361.

(4) R. Boussi. Etude sur les troubles nerveux réflexes observés dans les maladies utérines. Th. Paris, 1880, p. 104.

« Sur 32 élèves, examinés au hasard dans la cour du premier collège du Lycée Henri IV, 21 ont été complètement insensibles à la piqûre d'une épingle qui leur traversait la peau du bras, presque tous étaient peu sensibles à une piqûre même forte, de sorte que la sensibilité ordinaire paraîtrait l'exception à cet âge. Voici l'âge des élèves insensibles :

« *Mathématiques spéciales* : D., 21 ans. — D., 19 ans. — *Mathématiques élémentaires* : C., 17 ans. — C., 17 ans. — D., 17 ans. — Ch., 15 ans. — Gu., 16 ans. — Fri., 18 ans. — La., 18 ans. — *Philosophie* : Th., 18 ans. — Gau., 18 ans. — Gué., 18 ans. — *Rhétorique* : Bal., 17 ans. — Blo., 17 ans. — Tho., 16 ans. — *Seconde* : Gil., 15 ans. — Jam., 19 ans. — Lem,, 15 ans. — Rem., 16 ans. — Del., 15 ans. — Const., 15 ans. — Au total : 21 élèves insensibles sur 32. »

Quoi qu'il en soit, « si le sommeil artificiel ne s'observe pas chez les seules malades atteintes de névrose confirmée, il n'en est pas moins vrai que la plupart des personnes chez lesquelles on le provoque avec quelque facilité sont à des degrés divers en puissance de nervosisme » (1).

De toutes les causes prédisposantes (2) si l'on peut dire au développement de la névrose hypnotique, la diathèse hystérique est, d'un commun accord, la plus importante. En s'adressant aux hystériques les plus hystériques, on devra, comme le fait très justement observer M. Richer, obtenir les phéno-

---

(1) Legrand du Saulle. Les hystériques. Paris, 1883, p. 161.

(2) M. Brémaud a invoqué les habitudes alcooliques et l'énervement qui suit les excès vénériens comme constituant une excitabilité temporaire spéciale du système nerveux, qui facilite la provocation des phénomènes hypnotiques. (Conditions favorables à la production de l'hypnotisme. Compt. rend. Soc. de biologie, 1884, p. 170). — Dans le même ordre d'idées, sur des cobayes rendus épileptiques par injections sous-cutanées d'essence d'absinthe, les expériences d'hypnotisme nous ont donné des résultats bien plus constants et plus complets que sur ces mêmes animaux en dehors de tout état pathologique.

mènes d'hypnotisme les plus marqués. C'est effectivement ce qui a lieu chez les hystéro-épileptiques. Nos expériences ont été faites sur des malades de cette catégorie dans le service de M. Dumontpallier, à l'hôpital de la Pitié.

Non content de nous laisser dans son service pleine liberté, M. Dumontpallier a voulu faire de nous son collaborateur. Il sait notre profonde reconnaissance.

Les procédés les plus divers peuvent donner naissance aux différents degrés du sommeil provoqué et aux phénomènes qui les caractérisent. D'une façon générale, on peut dire que ces procédés, quels qu'ils soient, portent leur action sur la périphérie ou sur les centres (1).

Les excitations périphériques, les seules dont nous nous occupions, s'adressent soit à la sensibilité générale, soit à la sensibilité spéciale. Elles sont suivant les circonstances conscientes ou inconscientes et produisent des effets moteurs, sensitifs ou psychiques.

Les quelques résultats consignés dans ce court travail portent spécialement sur les contractures auxquelles les excitations cutanées peuvent donner naissance, en même temps que sur les effets œsthésiogènes qu'elles peuvent produire.

Les méthodes employées pour obtenir ces contractures musculaires hypnotiques peuvent, d'une façon générale, être ramenées à deux : la méthode indirecte, la méthode directe (2).

*La méthode indirecte* réside dans l'excitation de certains points déterminés de la surface cutanée qui jouent par rapport à des groupes de muscles parfois fort éloignés le rôle de

---

(1) E. Chambard. Th. citée, p. 54 et suiv.—Art. Somnambulisme provoqué, in Dict. encyclop. des sc. médicales, 3ᵉ série, t. X, p. 363. — Encéphale, 1ʳᵉ année, 1881. Actions hypnogéniques. Hyperexcitabilité musculaire hypnotique. Hypnose unilatérale. (Revue générale, p. 98.)

(2) E. Chambard. Encéphale, 1881, p. 231.

zones réflexogènes comparables aux zones hystérogènes et épileptogènes.

La physiologie sur l'animal et les expériences d'hypnotisme sur l'homme montrent nettement cette relation qui existe dans le système nerveux central entre l'innervation sensitive de certains départements cutanés et l'innervation motrice de certains groupes musculaires.

Il est à noter, dit H. Milne-Edwards (1), que certains foyers excito-moteurs spéciaux sont particulièrement excitables par les impressions sensitives inconscientes développées dans des parties déterminées de l'organisme, dont les relations anatomiques avec ces foyers paraissent très indirectes. Des expériences fort curieuses de Goltz fournissent des exemples remarquables de ces espèces de sympathies inexplicables et donnent égalemement des preuves de l'influence que le mode de production des impressions sensitives peut exercer sur le genre d'effet excito-moteur produit par elles sur la moelle épinière. Ainsi, lorsqu'on frotte doucement avec le doigt la peau des épaules ou des flancs d'une grenouille dont le cerveau a été enlevé, on détermine dans les muscles du gosier des mouvements d'où résulte la production du son propre à ces batraciens. Chaque friction légère est suivie d'un coassement isolé, tandis que l'irritation produite sur la même surface cutanée, lorsqu'on la racle avec un instrument tranchant, détermine des mouvements généraux sans mettre en jeu l'appareil vocal (2).

Une semblable connexion semble exister chez l'homme entre les filets sensitifs de la nuque et les centres moteurs des différents groupes musculaires qui provoquent le cri. On peut

(1) H. Milne-Edwards. Leç. sur la physiol. et l'anatomie comparée, t. XIII, p. 138.

(2) Goltz. Ueber reflectorische Erregung der Stimme der Frosches. (Centralblatt d. med. Wissench., 1865, p. 705.)

souvent, dit Chambard (1), en passant le doigt sur les apo-
physes épineuses des trois dernières cervicales, déterminer
une expiration sourde semblable à un grognement ou à un
gémissement.

Nous avons pu nous-même, sur une malade atteinte d'a-
phonie hystérique, ramener la voix en portant sur la région
de la nuque une excitation faible, mais répétée, et cela aussi
bien à l'état de veille qu'à l'état d'hypnotisme. Le résultat toutefois était plus rapide et plus énergique pendant l'hypnose.
Il était aussi plus durable.

Le même physiologiste Goltz (2), en chatouillant la région
périnéale chez des chiens dont la moelle avait été coupée au
niveau de la 12ᵉ dorsale depuis assez longtemps pour que la
plaie eût eu le temps de se cicatriser, a vu la vessie se vider
par contracture réflexe de la paroi.

Dans ce même ordre d'idées, nous avons réussi, par excitation légère de la région sus-pubienne, à provoquer (pendant
l'hypnose) la contraction de la vessie chez une hystéro-épileptique souffrant de rétention d'urine.

Chez bien des malades, en dehors de toute compression de
l'ovaire, il nous a été possible de provoquer ou d'arrêter des
attaques par excitation légère de la peau de là région abdo-
minale correspondant au côté de l'ovarie.

Les expériences récemment entreprises par Heidenhein
et par Born (3) montrent d'ailleurs nettement que les zones
réflexogènes existent chez l'homme et qu'elles acquièrent
sous l'influence de l'hypnose une sensibilité telle que leur
excitation est suivie des phénomènes les plus inattendus.

(1) E. Chambard. Encéphale, 1881, p. 241.
(2) Goltz. Ueber die Functionem des Lendenmarks des Hundes. (Pflü-
gers Archiv., 1873, t. VIII, p. 474.)
(3) Heidenhein (R.). Die sogenannte thierische Magnetismus. Physio-
logische Beobachtungen. Leipzig, 1880, 4ᵉ édition.

Ne connaissant pas les travaux des auteurs allemands, nous avons observé, mon maître et moi, des résultats analogues en faisant des expériences du même genre. Les mouvements obtenus sur nos malades ont été semblables à ceux produits par Heidenhein (pour les mêmes régions) (1).

M. Dumontpallier a fait aussi des expériences dont quelques-unes ont été répétées sur la nommée G... devant la Société de biologie. Il a montré sur cette malade en état de catalepsie les divers mouvements de la tête et des membres obtenus sous l'influence d'excitations périphériques exercées sur le cuir chevelu. Ces mouvements étaient, rappelons-le, directs, croisés ou alternes croisés, suivant le point du crâne sur lequel portait l'excitation. Ces expériences ont été répétées depuis un grand nombre de fois sur différentes malades et cela dans les différentes périodes de l'hypnotisme. Les résultats ont été constants (2).

Les expériences de Heidenhein et de Grutzner (3), celles de Berger (4) ne sont pas sans quelqu'analogie avec les précédentes. De même aussi, Ladame (5) a vu les muscles du bras et de la jambe entrer en contracture ou au contraire se relâcher suivant la région de la tête sur laquelle portait l'excitation.

Ajoutons que sur plusieurs de nos malades, il existait une division très nette entre les parties sus et sous-ombilicales du corps. Nous avons vu souvent, en effet, une contracture intense des membres supérieurs céder à l'excitation de la région sus-ombilicale de l'abdomen. De même l'excitation de

(1) Dumontpallier. Compt. rend. Soc. biol., 1882, p. 106.

(2) Dumontpallier. Ibid., p. 11 et 32.

(3) Heidenhein (R.) et Grützner (P.). Breslauer ärztliche Zeitschrift, n° 4, 28 februar 1880. (Mittheilung vom 16 februar 1880.)

(4) Berger. Hypnotische Zustände und ihre Genese. Breslauer ärztliche Zeitschrift, 1880.

(5) Ladame (P.). La névrose hypnotique, 1881, p. 127.

la région sous-ombilicale déterminait la contracture des membres inférieurs et celle-ci produite pouvait la faire disparaître. Enfin les irritations périphériques sur une ligne transversale passant par l'ombilic ou surtout sur l'ombilic même provoquaient les phénomènes sur les quatre membres.

*La méthode directe* consiste à localiser l'excitation sur un point et à la poursuivre jusqu'à production de la contracture. Celle-ci se montre dans les muscles directement excités et elle peut, suivant diverses conditions, rester localisée ou au contraire gagner de proche en proche et diffuser au point d'envahir quelquefois presque tous les muscles de l'économie.

Tel a été le procédé employé par MM. Charcot et Richer, dans leurs recherches sur les contractures hypnotiques. Dans l'étude détaillée qu'ils ont faite sur ce sujet, ces auteurs ont montré les premiers quelle précision et quelle finesse l'expérimentation pouvait atteindre sur l'hystéro-épileptique hypnotique. Ils ont prouvé nettement que l'observateur, le médecin véritablement instruit avait dans ces épreuves anatomo-physiologiques infligées aux malades un moyen certain d'être à l'abri de toute intervention active de la part du sujet en expérience, en un mot, de toute simulation.

Dans la description qu'il donne des divers états nerveux produits par l'hypnotisation chez les hystériques, le professeur Charcot (1) insiste « sur l'aptitude qu'acquièrent dans la léthargie les muscles de la vie animale à entrer en contracture sous l'influence d'une simple excitation mécanique. L'excitation peut porter d'ailleurs sur le tendon, sur le muscle lui-même ou sur le nerf dont il est tributaire ; le résultat est identique. »

Ces contractures de la période léthargique du sommeil provoqué, le savant observateur les a signalées pour la première

_______

(1) J.-M. Charcot. Progrès médical, 1882, p. 125.

fois en 1878 en les désignant sous le nom d'hyperexcitabilité neuro-musculaire (1).

Ce phénomène est le caractère fondamental de l'étatléthargique. Il fait toujours défaut dans la catalepsie. Les excitations limitées au tégument externe, telles qu'un pincement de la peau par exemple ou encore un léger souffle, des attouchements légers promenés à la surface d'un membre ne produisent pas la contracture d'un genre particulier dont il est question ici. Le mécanisme de production de ces actes musculaires est réflexe et l'exagération du réflexe tendineux en constitue le premier degré. Le point de départ réside dans l'excitation des nerfs sensitifs du muscle (arc diastaltique musculaire).

Dans le somnambulisme, au contraire, les propriétés d'excitabilité neuro-musculaires sous l'influence des excitations mécaniques n'existent pas. La pression, la malaxation des masses musculaires, des nerfs, destendons demeurent inefficaces. La contracture survient, au contraire, sous l'influence des excitations cutanées les plus légères (arc diastaltique cutané) (2).

Ces faits de contracture pendant l'état somnambulique, MM. Charcot et Richer, les ont, disent-ils (3), reconnus dès le début de leurs recherches, mais ils n'ont fait que les signaler (4) et n'ont publié aucune étude sur ce sujet.

Faisant allusion à nos expériences, ces auteurs pensent que les phénomènes de contracture hypnotique sur lesquels nous

(1) J.-M. Charcot. Conférences cliniques de la Salpétrière. Progrès médical, 1878, n° 51. Gazette des hôpitaux, 1878, nᵒˢ des 21, 28 nov. et 5 décembre. Gazette médicale de Paris, nᵒˢ 46, 47, 48, 1878.

(2) Charcot et Richer. Arch. de Neurologie, t. V, 1883, p. 307 et suiv.

(3) Charcot et Richer. Ibid., p. 320.

(4) P. Richer. Loc. cit., p. 384, 408, 425.

avons mon maître et moi, attiré l'attention « paraissent devoir rentrer dans la catégorie des contractures de l'état somnambulique » (1).

C'est, disons-le de suite, une erreur absolue, erreur d'ailleurs fort naturelle, MM. Charcot et Richer ayant conclu de leurs malades aux nôtres qu'ils n'ont pas vues.

Loin de moi la pensée de nier qu'il soit possible d'obtenir expérimentalement dans l'hypnotisme des contractures dont le point de départ soit l'excitation des nerfs sensitifs du muscle, mais il n'en est pas moins vrai que, pour ce qui est des expériences rapportées ici, ce mécanisme ne saurait être invoqué.

Nous avons insisté, M. Dumontpallier et moi (2), sur la facilité avec laquelle il était possible de produire ces contractures chez les hystéro-épileptiques par excitation du tégument. La marche des phénomènes a toujours été conforme aux lois que les physiologistes ont assignées aux réflexes cutanés.

Les procédés dont nous avons fait usage (excitations faibles et répétées) ne pouvaient intéresser que la peau et il ne pouvait être question d'excitation directe du tendon, du muscle ou du nerf.

On sait, d'ailleurs, que le tégument est plus apte à provoquer les réflexes que les autres parties de l'organisme et que la portion terminale des nerfs sensitifs est infiniment plus sensible aux stimulants mécaniques que les troncs nerveux eux-mêmes.

(1) Charcot et Richer. Loc. cit., p. 320.
(2) Dumontpallier et Magnin. Métalloscopie dans l'hypnotisme. C. R. Soc. de biol., 1881, p. 359, — ibid., 1882, p. 147. — Compt. rend. Ac. sc , 1882, t. XCIV, p. 60. (Etude expérimentale et clinique sur la métalloscopie, l'hypnotisme et l'action de divers agents physiques dans l'hystérie.)

Ce dernier fait signalé d'abord par Volkmann (1) est aujourd'hui accepté par les physiologistes (2). M. Ch. Richet (3), entre autres, a tout particulièrement insisté sur ce point; ses expériences à cet égard sont absolument nettes et il est bien évident que les nerfs de la peau et des muqueuses sont excités par des excitations mécaniques infiniment faibles qui, portées sur une aponévrose, un muscle ou même un gros tronc nerveux, resteraient absolument sans effet.

Quoi qu'il en soit, dans les trois phases du sommeil provoqué, nous avons toujours observé sur nos différents malades une augmentation extrême de l'excitabilité médullaire. Il nous a été possible, sur elles, de provoquer des contractures dans les trois périodes de l'hypnotisme et dans les expériences que nous rapportons, le point de départ de l'excitation a toujours été nettement cutané.

Faciles à produire dans les états francs de la somniation provoquée, ces contractures peuvent être déterminées aussi dans les états mixtes; mais, comme le fait très justement remarquer M. P. Richer (4), il est nécessaire « à l'observateur qui aborde ces matières difficiles de ne choisir d'abord que les cas francs dans lesquels les phénomènes apparaissent bien nets et bien distincts, les cas qu'on pourrait appeler analytiques, parce qu'ils sont en quelque sorte l'analyse des cas plus complexes faite par la nature elle-même ».

La description que nous donnons des états somnambulique, cataleptique, léthargique, est empruntée presque tex-

(1) A. Wolkmann. Ueber Reflexbewegungen. Mullers Arch. fur anat. et physiol., 1838, p. 407.

(2) Longet. Physiologie, t. III, p. 255.

(3) Ch. Richet. Recherches expérimentales et cliniques sur la sensibilité. Th. Paris, 1877, p. 40.

(4) P. Richer. Note sur les phénomènes neuro-musculaires de l'hypnotisme et sur la méthode à suivre dans les études sur l'hypnotisme. Mémoires de la Société de biologie, 1883, p. 57.

tuellement à MM. Charcot et Richer. Loin d'être irréprocha-
ble dans ses détails, elle n'en est pas moins assez exacte dans
ses grandes lignes et mérite à ce titre d'être conservée en
attendant mieux. Les rapports étroits qui existent entre les
différentes phases ou degrés de l'hypnotisme montrent
d'ailleurs qu'il ne faut pas s'exagérer la valeur de ces coupes,
très utiles sans doute pour l'étude, mais encore plus artificielles que naturelles.

# SOMNAMBULISME.

Le somnambulisme peut être déterminé primitivement chez l'hystéro-épileptique éveillée ou produit secondairement chez les sujets plongés au préalable, soit dans l'état léthargique, soit dans l'état cataleptique.

Quel que soit le procédé mis en usage, les yeux sont clos ou demi-clos, les paupières sont souvent, mais non toujours agitées d'un léger frémissement. Abandonné à lui-même, le sujet paraît endormi ou plutôt engourdi. Son attitude n'est point aussi affaissée, la résolution des membres n'est jamais aussi accentuée que lorsqu'il s'agit de l'état léthargique.

Les réflexes tendineux ne diffèrent pas de ce qu'ils sont à l'état normal, l'hyperexcitabilité neuro-musculaire n'existe pas. L'excitation du tégument peut, par contre, être suivie de contracture (voyez p. 17).

Cette contracture somnambulique peut être localisée à un segment de membre et commence d'ordinaire par les muscles sous-jacents à la portion du tégument sur laquelle porte l'excitation; mais elle n'offre jamais dans la localisation ces caractères de précision pour ainsi dire anatomiques que présente la contracture de la léthargie.

Elle ne cède point comme la contracture léthargique à l'excitation mécanique des antagonistes, tandis qu'elle cesse au contraire, en général très facilement, sous l'influence des excitations cutanées faibles qui l'ont fait naître.

Souvent confondue avec l'immobilité cataleptique, la rigidité de l'état somnambulique s'en sépare foncièrement, entre autres, par la résistance parfois très prononcée qu'on rencontre dans celle-ci au niveau des jointures, lorsqu'on essaye d'imprimer au membre rigide un changement d'attitude. On pourrait appeler cataleptoïde ou pseudo-cataleptique, cette rigidité propre à l'état somnambulique pour la distinguer de l'immobilité sans roideur, qui appartient seule à l'état cataleptique.

Tandis que l'analgésie peut être complète, il existe en général une exaltation remarquable de certains modes encore peu étudiés de la sensibilité de la peau, du sens musculaire et de quelques sens spéciaux.

Il est en général très simple par voie d'injonction ou de suggestion, de déterminer chez le sujet la mise en jeu d'actes automatiques très variés.

M. Dumontpallier a montré entre autres la facilité avec laquelle il est possible de provoquer des hallucinations unilatérales ou bilatérales simultanées et il a insisté sur l'intérêt que présentent ces expériences au point de vue physiologique (1).

En résumé l'ensemble des phénomènes très complexes qui se peuvent observer dans le somnambulisme, montre bien que cet état correspond tout particulièrement à ce que l'on a appelé *le sommeil magnétique. Nulle confusion possible avec la catalepsie ou la léthargie.*

Quel qu'ait été dans nos expériences le procédé employé pour provoquer la contracture dans l'état somnambulique, les effets les plus complets ont été déterminés par des excitations faibles et répétées un petit nombre de fois. L'intensité de la contracture s'est montrée plus grande, sa localisation

---

(1) Dumontpallier. Indépendance fonctionnelle de chaque hémisphère cérébral, etc. C. R. Soc. biologie, 1882, p. 786 et suiv.

Magnan. Des hallucinations bilatérales de caractère différent suivant le côté affecté. Archives de Neurologie, 1883, p. 349.

plus précise qu'à la suite d'une irritation relativement beaucoup plus forte, mais unique.

Cette extrême sensibilité aux excitations mécaniques se
retrouve chez tous les animaux. Heidenhein, en étudiant les
réflexes vaso-moteurs sur un chien curarisé, a noté que l'attouchement faible de la peau, un léger souffle même faisaient
monter la pression artérielle autant, sinon même plus que
l'excitation électrique du nerf sciatique. Freusberg a vu un
phénomène analogue sur des chiens dont la moelle avait été
coupée depuis longtemps, et il pense que souvent tels excitants mécaniques peuvent produire un réflexe qui ne seraient
pas assez forts pour déterminer une sensation sur l'animal
sain.

Les excitations mécaniques faibles peuvent donc provoquer
un mouvement. A mesure qu'elles sont plus fortes, le mouvement devient plus rapide et plus énergique. Toutefois, l'intensité de la réponse ne croîtra pas aussi vite que l'intensité
de l'excitation. Un pincement très fort de la patte d'une grenouille ne détermine pas un réflexe beaucoup plus marqué
qu'un léger attouchement. La répétition d'un choc faible est
parfois beaucoup plus efficace qu'un choc unique brusque.
On a même distingué les excitations tactiles (mécaniques
faibles), des excitations douloureuses (mécaniques fortes), les
premières étant plus favorables pour exciter la moelle et déterminer un mouvement (1).

Les premières excitations peuvent n'être suivies d'aucun
résultat, alors que les suivantes provoqueront une contracture énergique. Il se passe là un phénomène analogue à celui
décrit par les physiologistes sous le nom de sommation
(Pflüger, Wundt, Grunhagen), ou mieux d'addition latente
(Ch. Richet).

(1) Ch. Richet. Physiologie des muscles et des nerfs, p. 673.

La contracture se montre d'ailleurs également bien que l'excitation porte sur la surface cutanée correspondant au corps du muscle ou à son tendon ou encore aux rameaux nerveux qui s'y distribuent.

M. C..., pression sur le vertex. Somnambulisme. Attouchement léger de la zone cutanée correspondant au muscle jambier antérieur droit. Flexion du pied sur la jambe avec adduction en même temps que mouvement de rotation en dedans. Le pied est immobilisé dans cette position par contracture intense du jambier antérieur.

Excitation minime de la peau du poignet gauche au niveau du passage du tendon du long abducteur du pouce sur le côté externe de l'apophyse styloïde du radius. Premier métacarpien porté en avant et en dehors. Main en abduction.

Pincement du tégument vers le tiers inférieur du bras droit, au point où le nerf radial sort de la gouttière de torsion. L'avant-bras se met en pronation ; le poignet en extension. Les premières phalanges sont fortement étendues, les secondes et les troisièmes sont au contraire un peu fléchies. Le pouce, dans une situation intermédiaire entre l'adduction et l'abduction, est dans l'extension. L'attitude produite (griffe radiale) est bien la résultante de l'action combinée des muscles innervés par le radial (soit : tous les muscles de la région externe et de la région postérieure de l'avant-bras).

Attouchement aussi minime que possible de la peau qui recouvre les masséters ; contracture intense de ces deux muscles. Invité à ouvrir la bouche, la malade ne peut y parvenir. Il est d'ailleurs impossible, même en déployant une force considérable, de lui écarter la mâchoire.

Dans toutes les expériences que nous avons faites sur les muscles de la face, nous avons toujours obtenu, sur nos malades, la contracture et non la contraction simple. Il n'y a eu, sous le rapport de l'intensité et de la durée des résultats observés, aucune différence entre ces muscles et ceux du reste de l'économie.

P. G..., somnambulisme par pression du vertex. Sur le membre inférieur droit, on touche la peau de la jambe recou‑ vrant le long péronier latéral. Extension forcée du pied en même temps que mouvement de rotation. L'extrémité anté‑ rieure du pied est portée en dehors, le bord externe est légè‑ rement relevé. Le premier métatarsien est abaissé et entraîné en dehors. Augmentation de la hauteur de la voûte plantaire.

Membre inférieur gauche : Frôlement de la peau du genou au niveau du tendon du droit antérieur : Extension forcée de la jambe sur la cuisse, flexion de la cuisse sur le bassin.

Même action au niveau de l'attache sternale du sterno-cleido-mastoïdien gauche ; inclinaison de la tête à gauche en même temps que mouvement de rotation. La face regarde à droite. La tête est immobilisée dans cette position.

Dans les quelques expériences que nous venons de rappor‑ ter, la localisation de la contracture présente la plus grande netteté et l'excitation directe du tendon, du muscle ou du nerf semble difficile à accepter. Le point de départ du réflexe paraît exclusivement cutané.

Que si cependant on voulait supposer qu'il y a eu action à travers la peau sur les parties sous‑jacentes, il faudrait alors admettre la possibilité de produire, dans l'état somnambulique, des contractures qui auraient pour chemin l'arc diastaltique musculaire. Des lors, le phénomène décrit sous le nom d'hy-perexcitabilité neuro-musculaire ne serait plus caractéristique de la période léthargique de l'hypnotisme.

Ces contractures peuvent d'ailleurs se montrer sous l'in—

fluence d'excitations si faibles qu'il est alors bien invraisemblable que les parties profondes puissent être intéressées.

Dans les expériences suivantes les vibrations sonores et lumineuses ont suffi à provoquer la contracture.

L'intensité du son peut être très minime. Les résultats sont tout particulièrement nets en employant le tic-tac d'une montre. L'expérience se réalise très facilement au moyen d'un tube de caoutchouc long de 8 à 10 mètres, et dont l'un des bouts est muni d'un porte-voix. La malade une fois endormie, l'extrémité libre du tube est placée à quelques centimètres du tégument, en face de telle ou telle région du corps. Les choses étant ainsi disposées, la montre est approchée du porte-voix. La contracture apparaît alors dans les muscles ou le muscle sous-jacent à la zone cutanée excitée. Cette contracture se produit par mouvements saccadés isochrones au tic-tac de la montre; les contractions fibrillaires du muscle se montrent synchrones à ce bruit.

M. C..., somnambule par pression du vertex. — L'extrémité libre du tube est placée à quatre centimètres environ de la jambe gauche, et vis-à-vis les tendons des péroniers latéraux, en arrière de la malléole externe. Extension, abduction et rotation du pied. Le bord externe du pied se relève, sa pointe se tourne en dehors. Le talon dirigé en haut et en dedans présente sa face plantaire en dehors. Ce triple mouvement s'exécute par saccades rapides très nettement isochrones au tic-tac de la montre. Le pied finit par être immobilisé par contracture intense des péroniers.

Même dispositif en arrière du coude droit, au niveau du passage du nerf cubital dans la gouttière épitrochléo-olécrânienne. L'attitude désignée sous le nom de griffe cubitale se produit peu à peu et par secousses synchrones au tic-tac de la montre. Le poignet se fléchit légèrement; la main est tant soit peu portée vers le bord cubital. L'annulaire et l'auriculaire sont fléchis dans la paume de la main. Le pouce est dans l'adduction. L'articulation métacarpo-phalangienne est fléchie, la phalangette étendue. L'index et le médius sont écartés l'un de l'autre et dans l'extension, avec cependant une légère flexion des articulations phalangiennes.

Même expérience à l'avant-bras gauche, au niveau de la zone cutanée qui correspond au long fléchisseur propre du pouce, flexion forcée de la seconde phalange de ce doigt sur la première.

P. G..., somnambule par pression sur le vertex. L'extrémité libre du tube est disposée vis-à-vis la zone cutanée qui recouvre le jambier antérieur gauche. Flexion du pied avec adduction et rotation en dedans.

Le son est dirigé vis-à-vis le passage du nerf cubital en arrière du coude gauche. La griffe cubitale se produit. Flexion peu marquée du poignet. Les deux derniers doigts en flexion recouvrent la dernière phalange du pouce. Celui-ci est dans l'adduction et flexion tant de l'articulation métacarpo-phalangienne que de la phalangette, laquelle est appliquée contre la paume de la main. L'index et le médius sont très écartés l'un de l'autre et en extension forcée.

Avec la lumière, mêmes résultats qu'avec le son. Nous nous sommes servi soit de la lumière d'une lampe de Drummond, soit de la lumière solaire réfléchie par un miroir. La contracture s'est montrée dans tel ou tel muscle ou tel ou tel groupe de muscles suivant le point du tégument sur lequel portait l'excitation. La seule difficulté est ici de localiser l'action de l'excitant; mais lorsqu'on y réussit, les expériences sont on ne peut plus nettes. Elles sont d'ailleurs très faciles à répéter partout où la peau recouvre un même muscle sur une grande étendue.

M. C..., somnambulisme par pression du vertex. Un rayon lumineux est dirigé sur la partie antérieure et inférieure du cou, un peu en arrière du bord antérieur du sterno-cléido-mastoïdien droit. Inclinaison de la tête à droite. Mouvement de rotation, la face regardant à gauche.

Même expérience sur la région moyenne et antérieure du bras droit, au niveau de la zone cutanée recouvrant le corps du biceps. L'avant-bras étant en supination : flexion de l'avant-bras sur le bras. — Même expérience, l'avant-bras droit étant en pronation ; dans ce cas, il y a rotation de l'avant-bras de dedans en dehors en même temps que flexion.

Même action en arrière du coude gauche, au niveau de la gouttière épitrochléo-olécrânienne. Production de la griffe cubitale avec tous ses caractères de plus complet développement.

P. G..., somnambule par pression du vertex. Rayon lumineux dirigé sur la face postérieure de l'avant-bras gauche, vers le 1/3 supérieur et à la partie interne; extension et adduction de la main par contracture intense du cubital postérieur, muscle correspondant à la zone cutanée excitée.

Même excitation sur la face antérieure de l'avant-bras droit, vers son 1/3 supérieur et un peu en dedans de son bord interne, flexion et adduction de la main. Immobilisation dans cette position par contracture intense du cubital antérieur.

Même expérience à la partie postérieure de l'avant-bras droit, au niveau de la zone cutanée qui correspond à l'extenseur commun des doigts. Les premières phalanges s'étendent fortement sur les métacarpiens; les secondes phalanges sur les premières, les troisièmes sur les secondes. L'action est surtout très marquée pour les premières phalanges. En somme, contracture en extension.

Action sur le jambier antérieur droit, sur les péroniers

latéraux du côté gauche. Dans chaque expérience le pied est immobilisé par contracture intense de ces muscles et dans l'attitude qui est commandée par leur action physiologique.

Ces quelques exemples montrent qu'il est possible pour les muscles superficiels, tout au moins, d'obtenir une localisation précise. Mais lorsqu'il y a diffusion et que tout un groupe de muscles est envahi par la contracture, ce ne sont jamais que les muscles sous-jacents à la zone cutanée excitée qui entrent en action. La diffusion paraît tenir d'ailleurs surtout du défaut de localisation de l'excitant. Sous ce rapport, les expériences avec la lumière sont beaucoup moins faciles à réaliser qu'avec le son.

La chaleur n'est elle pas pour quelque chose dans le mode d'action de la lumière ? Nous avons fait quelques expériences en décomposant la lumière de Drummond, au moyen d'un prisme ou encore en plaçant des verres de couleur sur le trajet du rayon lumineux. Nous avons toujours vu la contracture se produire, quelle que fût la nature du rayon employé, depuis l'infra rouge jusqu'à l'infra violet. Mais comme ces tentatives ont été peu nombreuses (une trentaine d'expériences), nous ne faisons que les signaler, sans en vouloir tirer de conclusions.

Les contractures peuvent d'ailleurs se montrer sous l'influence des excitations thermiques.

P. G..., somnambulisme par pression du vertex. Une goutte d'eau tiède est déposée sur la face palmaire de l'avant-bras droit dans le point où la peau est en rapport avec le long fléchisseur propre du pouce : Flexion forcée de la seconde phalange de ce doigt sur la première, immobilisation en contracture intense.

Même expérience en arrière du coude gauche au niveau de

la gouttière épitrochléo-olécrânienne. Griffe cubitale. — D'une façon générale, chez P. G... en somnambulisme, mêmes résultats avec la chaleur qu'avec le son et la lumière. — Dans les deux exemples que nous venons de rapporter, l'action de contact ne peut être invoquée ; une goutte d'eau froide, dans les mêmes conditions, ne provoquait aucune contracture.

*Ainsi dans la période somnambulique de l'hypnotisme, des excitations infiniment faibles, peuvent donner naissance à des contractures intenses et nettement localisées.*

Cette localisation se comprend, dans une certaine mesure, si l'on admet, ce qui est vrai, que les racines sensitives sont étroitement unies par l'intermédiaire de la substance grise de la moelle avec les racines antérieures de la même région (1). Dès lors, lorsque l'excitation est parvenue à la moelle épinière, le mouvement ne se transmet pas à cet organe entier, mais il a une grande tendance à se communiquer à ceux des nerfs moteurs dont l'origine se rapproche le plus de celle des nerfs sensitifs irrités. En d'autres termes, la voie la plus facile pour le courant ou l'oscillation est celle de la racine postérieure d'un nerf ou quelques-unes de ses fibres primitives à la racine antérieure de ce même nerf (2).

L'existence de ces relations fonctionnelles entre les nerfs sensitifs et les nerfs moteurs d'une même partie de l'organisme a été brièvement indiquée, il y a plus d'un demi siècle, par Herbert Mayo et Calmeil (3).

(1) Charles Richet. Physiologie des muscles et des nerfs, p. 688.

(2) Müller. Manuel de physiologie, traduction Jourdan, 1845, t. I, p. 618.

(3) Herbert Mayo. Anatom. and physiological commentaries, 1823, t. II, p. 234.

Calmeil. Recherches sur la structure, les fonctions et le ramollissement de la moelle épinière. Journal du progrès des sc. et inst. méd., 1828, t. IX, p. 9.

On peut, chez les animaux, varier à son gré l'effet obtenu, en variant le lieu de l'excitation (1), et dans son mémoire sur les mouvements de la grenouille, Sanders Ezn (2) indique les régions du tégument dont l'irritation donne lieu à des mouvements réflexes, soit d'extension, soit de flexion de telle ou telle jointure du membre inférieur. Les résultats diffèrent suivant le point de la peau touché. L'excitation cutanée sur un grand mammifère provoque un réflexe des muscles peauciers, précisément dans les points excités (3). Déjà Schröder Van der Kolk (4) avait dit en 1847, que lorsqu'un nerf mixte donne des branches motrices à des muscles, ses rameaux sensitifs se distribuent à la partie de la peau qui est en rapport avec ces mêmes muscles.

Or, dans les nombreuses expériences où il nous a été possible d'obtenir une localisation parfaite, les résultats ont été conformes à la cinquième loi de Plüger (loi de localisation). Ce sont précisément les muscles sous–jacents à la zone cutanée excitée qui sont entrés en contracture et ces muscles seuls.

Mais si les données physiologiques peuvent expliquer, jusqu'à un certain point, la précision des résultats obtenus, elles sont loin de rendre compte de tous les faits observés. Pourquoi et comment une excitation portée sur la surface cutanée, répondant au trajet d'un nerf, provoque-t-elle la contracture des muscles auxquels ce nerf se distribue. Faut-il

(1) J. Cayrade. Recherches critiques et expérimentales sur les mouvements réflexes. Th. Paris, 1864, p. 74. — Sur la localisation des mouvements réflexes, in Journal de l'anat. et de la physiol., 1868.

(2) Sanders Ezn. Vorarbeit für die Erforschung des Reflexmechanismus in Lendenmark des Frosches. Sitzungsber. der s. ges. d. Wissensch., 1867. (Voy. planches annexées au mémoire.) — Arbeiten aus der phys. Anstalt zu Leipzig, mitgeth d. C. Ludwig.

(3) Ch. Richet. Ibid , p. 688.

(4) Schröder van der Kolk, cité par Vulpian, in Dict. encyclop., art. Moelle, 2e série, t. VIII, p. 454.

supposer que, dans ce cas, il y a action à travers la peau sur les filets sensitifs du tronc nerveux lui-même. En ce qui concerne nos expériences, cette explication n'est guère plus satisfaisante. Les excitations employées ont été bien minimes (attouchements légers, chaleur, froid, vibrations sonores, lumineuses) et ce que l'on sait de la sensibilité des troncs nerveux ne plaide pas en faveur de cette hypothèse. Pour ce qui est de la chaleur en particulier, la physiologie n'enseigne-t-elle pas que ce sont probablement les terminaisons nerveuses intra-épidermiques qui sont le plus spécialement le siège des impressions thermiques (1). Quoi qu'il en soit, une excitation agissant aussi superficiellement que possible peut, ainsi que nous le verrons plus loin (p. 95), provoquer la contracture alors qu'une excitation même très forte et manifestement directe du nerf ne sera suivie d'aucun effet.

Il s'en faut d'ailleurs que les résultats se montrent chez toutes les malades avec les mêmes caractères de netteté et de précision. Chez quelques sujets, il est vrai, les phénomènes présentent dès les premières tentatives d'hypnotisme leur complet développement. La contracture est intense et localisée. Mais telle n'est pas la règle et la répétition des expériences apparaît ici comme un facteur de la plus haute importance.

Au début, ce n'est qu'exceptionnellement que nous avons pu obtenir ces contractures localisées. Le plus souvent, au contraire, il y a eu diffusion du réflexe et cela aussi bien à la suite d'une excitation relativement forte, mais unique que consécutivement à une irritation faible, mais répétée.

Dans le cas le plus simple, en même temps qu'elle se produisait dans les muscles sous-jacents à la zone cutanée excitée, la contracture envahissait les muscles du côté opposé ho-

(1) Mathias Duval. Physiologie, 5ᵉ éd., 1883, p. 497. Leçons sur la physiologie du système nerveux (sensibilité), 1883, p. 84.

mologues des précédents (2e loi de Plüger, irradiation transversale (1).

Excitait-on, par exemple, très légèrement la zone cutanée
correspondant au jambier antérieur gauche, on voyait la con
tracture envahir en même temps que ce muscle, le jambier
antérieur du côté droit.

Nous avons observé souvent ces contractures synergiques
nettement localisées. Toutefois, pour ce qui est des membres,
le fait s'est produit d'une façon d'autant plus constante que
ces parties étaient au moment de l'expérience dans une situation symétrique, l'une par rapport à l'autre. Cette remarque est d'ailleurs en rapport avec ce qu'a appris la physiologie sur les animaux et Cayrade fait observer que, pour bien
mettre en évidence cette tendance à la production d'effets réflexes symétriques, il faut que les membres soient au préalable placés dans la même position (2).

On sait d'ailleurs avec quelle facilité se produit cette irradiation transversale et combien est étroite la relation qui existe
entre les régions homologues des deux côtés du corps, sinon
pour ce qui est des actes musculaires, au moins lorsqu'il
s'agit de phénomènes sensitifs.

Brown-Séquard et Tholozan (3) ont montré que l'excitation par le froid appliquée sur la main droite détermine la
contraction des vaso-moteurs de la main gauche.

Dumontpallier (4) a obtenu des résultàts analogues d'anal-

<hr>

(1) E. Pflüger. Die sensorischen Functionen des Ruckenmarks. Berlin,
1853.

(2) Cayrade. Mémoire cité, in Journal de l'anat. et de la physiol.,
p. 360.

(3) Brown-Séquard et Tholozan. Rech. expér. sur quelques-uns des
effets du froid sur l'homme. Ce travail, lu par M. Tholozan à la Société
de Biologie, en 1851, a été publié dans le Journ. de la Phys. de l'homme
et des animaux. Vol. 1er, 1858, p. 497 et suiv.

(4) Dumontpallier. Compt. rend. de la Soc. de biologie, 1878, p. 349

gésie croisée par action sur un des côtés du corps. Par pul-
vérisation d'éther sur une zone limitée d'un avant-bras par
exemple, il produisait l'insensibilité de la zone correspondante
du côté opposé.

De même sur un très grand nombre de malades que nous
avons eu occasion de soumettre à des applications métalliques, nous avons vu souvent la sensibilité réapparaître en
même temps que sous les plaques, dans les points homologues du côté opposé. Quelquefois même l'effet æsthésiogène ne
se produisait que dans ces points homologues seulement, l'anesthésie persistant du côté où était faite l'application métallique.

Dans ces conditions, en même temps que s'effectuait le retour de la sensibilité, nous constations, en ces mêmes points,
une augmentation de température très facilement appréciable
(1°-1° 8). Pas de modifications thermiques, au contraire, du
côté sur lequel portait l'action. Cette marche des phénomènes peut fournir dans certains cas, une indication thérapeutique utile. Une de nos malades, à la suite d'une attaque, était
restée contracturée de sa jambe gauche (pied bot varus équin).
Tous les moyens employés localement, pendant plusieurs jours
ayant échoué, nous vîmes cette contracture céder très rapidement à l'application des plaques métalliques sur la jambe droite.

Volkmann et Fechner (1) ont constaté un fait du même ordre. Lorsqu'on pratique sur un point de la peau du bras les
expériences d'æsthésiométrie et qu'après un grand nombre
d'expériences la faculté de distinguer la distance a augmenté
en ce point, cette augmentation dans la finesse des apprécia-
tions du toucher existe en ce moment aussi sur l'autre avant-

---

et suiv. Voy. aussi Desenne, Etude sur l'analgésie thérapeutique locale
déterminée par l'irritation de la région similaire du côté opposé du
corps. Th. Paris, 1880.

(1) Wolkmann et Fechner, cités par Béclard, in physiologie, 7e édit.,
2e partie, p. 381.

bras (auquel on n'avait pas touché), dans le point symétrique du côté opposé.

Vulpian (1) cite un fait intéressant constaté chez un malade atteint d'hémiplégie incomplète. Le chatouillement pratiqué sur la paume de la main à demi paralysée provoquait des mouvements brusques de flexion des doigts, non seulement du côté excité, mais aussi et en même temps dans la main du côté opposé qui était restée dans l'état normal. Or les effets obtenus de la sorte étaient complètement locaux et n'étaient pas accompagnés de mouvement dans d'autres parties de l'organisme.

Volkmann et Van Deen (2) ont souvent vu les contractions musculaires se déclarer moins facilement du côté du nerf stimulé que du côté opposé du corps.

Dans un fait d'allochirie publié par Ferrier (3), la transmission croisée dépassait la sphère sensitive et affectait les réflexes. Le mouvement se produisait du côté opposé au point touché.

Nous avons observé sur quelques malades des résultats qui peuvent être rapprochés des précédents. Excitait-on, par exemple, sur un membre les téguments répondant à un muscle ou à un groupe de muscles, la contracture se montrait dans le muscle ou les muscles homologues du membre correspondant de l'autre côté.

Toutefois ces effets ne se sont produits que sur des malades hémianesthésiques et dans le cas seulement où l'action portait sur le côté insensible. Un exemple : M. N... hémianesthésique gauche, sensible à droite. Somnambulisme par pression du vertex. Attouchement très léger de la face dorsale de

(1) Vulpian. Art. Moelle, in Dict. encyclop. des sc. méd., 2ᵉ série t. VIII, p. 453.

(2) Van Deen. Physiologie de la moelle épinière, p. 114 et suiv.

(3) David Ferrier, Case of allochiria, the !Brain, 1882, p. 389.

l'avant-bras droit sensible. Contracture intense des extenseurs de ce côté. Rien du côté gauche. Même excitation de la face dorsale de l'avant-bras gauche anesthésique, contracture des extenseurs de l'avant-bras droit sensible, rien à gauche. La malade, interrogée, extériore la sensation du toucher à droite, dans la région homologue de celle réellement excitée du côté opposé.

Cayrade (1) a constaté que si l'excitabilité du nerf moteur sur lequel agit le stimulant sensitif a été très affaiblie et pour ainsi dire épuisée temporairement, par suite de sa mise en jeu réitérée, cette action excitante peut ne déterminer aucun effet excito-moteur de ce côté du corps et cependant provoquer des contractions du côté opposé où l'excitabilité nerveuse est devenue plus grande.

En répétant sur nos malades l'expérience classique, nous dirons volontiers, de la contracture latente, expérience qui, il est à peine besoin de le rappeler, est due à MM. Brissaud et Ch. Richet (2), nous avons constaté les faits suivants (3) :

Lorsqu'on excite la surface cutanée du membre anémié, la contracture ne se produit pas dans ce membre (c'est là le fait connu), mais elle se produit dans le membre du côté opposé. Seuls entrent en contracture les muscles qui sont sous-jacents à la région cutanée homologue de celle excitée dans le membre anémié. On peut alors faire cesser la contracture, soit en agissant directement sur la zone cutanée correspondant aux muscles contracturés, soit en portant de nouveau l'excitation sur le point primitivement touché. Le fait se produit d'une façon d'autant plus constante qu'on a soin de placer les deux membres sur lesquels on expérimente dans une position symétrique l'un par rapport à l'autre.

(1) J. Cayrade. Mémoire cité. Journal de l'anat. et de la physiol., p. 357.
(2) Brissaud et Ch. Richet. Progrès médical, nos 23, 24, 1880.
(3) P. Magnin. Mémoires de la Soc. de biologie, 1883, p. 45.

Les résultats sont les mêmes, que l'expérience soit faite à l'état de veille ou dans l'une quelconque des périodes de l'hypnotisme. Ici encore, interrogée, la malade ; qu'elle soit éveillée ou somnambule, extériore la sensation de l'excitant du côté contracturé, c'est-à-dire du côté opposé à celui sur lequel porte en réalité l'excitation.

M. C..., cataleptique, par un procédé classique. Dans ces conditions, application de la bande d'Esmarch sur l'avant-bras gauche (jusqu'au coude). L'avant-bras, une fois anémié tout comme pour une opération chirurgicale et les tours de bande enlevés, le lien circulaire restant seul en place, on fait passer la malade en somnambulisme par pression du vertex. On porte alors sur la zone cutanée répondant au court adducteur du petit doigt du côté gauche (membre anémié) une excitation aussi minime que possible (léger effleurement de l'épiderme avec la tête d'une épingle). La contracture se produit dans le court adducteur du petit doigt du côté droit (non anémié). Ce doigt est maintenu fortement éloigné de l'axe de la main. La contracture cède, soit à l'excitation minime des téguments qui recouvrent l'adducteur droit, soit par action sur le point de la main gauche primitivement touché. Dans cette expérience, tout comme à l'état de veille, la malade extériore la sensation de l'excitant vers le bord cubital de la main droite, juste au point homologue de celui qui a été légèrement effleuré du côté gauche. L'action eût-elle porté sur les téguments du bras gauche (partie du membre non anémié) la contracture eût envahi le muscle directement sous-jacent à la zone cutanée excitée.

Mêmes faits s'observent, lorsqu'au lieu de faire passer la malade cataleptique en somnambulisme, on la rend léthargique par un procédé classique, l'abaissement des paupières, par exemple.

L'expérience peut d'ailleurs se répéter, le sujet étant cataleptique. Il suffit de se servir d'un excitant convenable. Chez M. C..., par exemple, un souffle léger porté sur les téguments répondant au long fléchisseur propre du pouce du côté gauche (membre anémié), la contracture se montrera dans le muscle homologue du côté opposé.

Sur les malades qui, à l'état de veille, présentent une aptitude à la contracture aussi marquée qu'en état d'hypnotisme, il sera encore facile de réaliser l'expérience. Toutefois, on ne pourra, cela va de soi, appliquer la bande qu'à la condition que la malade soit anesthésique. Sinon il y aurait contracture intense du fait même de cette application. Le lien circulaire, une fois en place, on ramènera la sensibilité par action æsthésiogène quelconque, et les choses se passeront alors comme il vient d'être dit.

M. C..., anesthésique à gauche, sensible à droite. Application de la bande d'Esmarch sur l'avant-bras gauche. On ramène alors la sensibilité du côté gauche (sans transfert) par application de plaques métalliques sur le bras gauche. Dans ces conditions, tout le corps est sensible, sauf toutefois l'avant-bras gauche anémié. Pique-t-on alors la zone cutanée correspondant au muscle cubital antérieur du côté gauche (anémié), le sujet extériore la sensation dans la région homologue du membre supérieur droit. En même temps le cubital antérieur droit entre en contracture. La main droite est immobilisée en flexion et en adduction. Nouvel attouchement au niveau du point primitivement touché, disparition immédiate de la contracture. L'excitation portée sur les parties sensibles détermine la contracture des muscles directement sous-jacents à la partie des téguments excitée. L'expérience aurait pu être réalisée également en appliquant la bande sur la malade cataleptique et en la réveillant ensuite.

Fréquemment, dans nos expériences, nous avons vu la contracture produite en un point du corps, envahir de proche en proche tout le système musculaire de la moitié correspondante (première loi de Pflüger, irradiation longitudinale).

La propagation se faisait d'ailleurs aussi bien de bas en haut (4e loi de Pflüger) que de haut en bas (1).

Dans quelques expériences où, malgré nous, une excitation légère a pu donner lieu à une contracture généralisée à tous les muscles de l'économie, les phénomènes observés ont toujours été plus intenses du côté correspondant à l'excita-tion. La contracture, de ce côté, a toujours cédé plus diffici-lement aux moyens employés pour la faire disparaître (3e loi de Pflüger).

Enfin, dans quelques cas, la généralisation des réflexes affectait une marche différente. Voulait-on, par exemple, provoquer une contracture du jambier antérieur gauche par excitation des téguments qui le recouvrent, la contracture envahissait tout le membre intérieur gauche, l'abdomen à gauche, puis, s'étendant en diagonale, gagnait le côté droit du thorax, le membre supérieur droit, le cou et la tête à droite.

Souvent aussi, nous avons constaté cette marche alterne croisée des phénomènes, en agissant sur les membres supé-rieurs, ou même sur le cou ou la face. La contracture s'éten-dait, dans ce cas, progressivement de haut en bas.

Nous avons, du reste, montré (2) qu'il était possible de produire les phénomènes alternes croisés, tant pour la sensi-

(1) Cayrade. Mém. cité. Journal de l'anat. et de la physiol., p. 359.
Longet. Physiol., t. III, p. 260.
Dugès avait tiré des conclusions analogues des expériences faites sur la chaine ganglionnaire des insectes. Traité de physiol. comparée, t. 1, p. 339.

(2) Dumontpallier et Magnin. Métalloscopie et hypnotisme. C. R. Soc. biol., 1881. C. R. Ac. des sc., 1882, p. 60.

bilité que pour la motilité. Les mouvements que M. le professeur Brown-Séquard a provoqués depuis expérimentalement sur les animaux (mouvements bipèdes diagonaux) ne sont pas sans quelqu'analogie avec les faits que nous avons signalés en clinique.

En résumé : toutes les fois qu'il nous a été donné d'observer la diffusion des réflexes, la contracture s'est propagée conformément aux données que la physiologie expérimentale a reconnues vraies sur les animaux. Et cela, quelle que fût la période de l'hypnotisme envisagée ; tout ce que nous venons de dire à propos du somnambulisme pouvant s'appliquer également à la catalepsie et à la léthargie.

L'excitation limitée au tégument peut enfin, dans certains cas, provoquer la contracture, non plus dans les muscles sous-jacents à la zone cutanée excitée, mais bien dans leurs antagonistes, et cela aussi bien à l'état de veille qu'en état d'hypnose.

M. C..., somnambule par pression du vertex. On invite la malade à fléchir le poignet droit. La main étant en flexion, on exerce sur la face dorsale de l'avant-bras droit un très léger attouchement. Le membre est immobilisé dans cette attitude par contracture intense des fléchisseurs.

Même expérience dans l'état léthargique, mêmes résultats. Mêmes résultats aussi, la malade étant éveillée. Le sujet étant cataleptique, on fléchit le poignet, puis un souffle léger est dirigé sur la face dorsale de l'avant-bras. Immobilisation de la main en flexion. Contracture intense des fléchisseurs,

Le professeur Charcot (2) a fait voir que chez les hystéro-

(1) Brown-Séquard. C. R. Soc. biologie, 1882, p. 246.
(2) Ch. Féré La contraction paradoxale. Progrès médical, 1884, p. 69.

épileptiques qui offrent à l'état de veille l'hyperexcitabilité neuro-musculaire, il est possible de provoquer des phénomènes analogues à ceux décrits sous les noms de contraction paradoxale (Westphal), contracture par distension des antagonistes (Erlenmeyer). Mais dans ces expériences, il s'agit d'excitation forte et directe des muscles. Les faits sont donc différents des nôtres, dans lesquels l'excitation est, au contraire, aussi faible que possible. D'ailleurs, chez nos malades, l'état de la sensibilité ne semblait pas indifférent pour la production ou la non-production des phénomènes. Nous avons signalé le fait dans un autre travail (1).

Notons encore, en terminant, que, pendant la phase somnambulique de la somniation provoquée, les contractures produites ne sont nullement douloureuses, et cela quelle que soit leur intensité. A l'état de veille, au contraire, elles sont accompagnées de crampes très pénibles. Le fait est tout particulièrement net lorsqu'après avoir provoqué une contracture pendant le somnambulisme, on réveille le sujet en expérience. Immédiatement la douleur se fait sentir dans les muscles contracturés. Elle cesse de nouveau et instantanément si l'on rendort la malade.

(1) Dumontpallier et Magnin. Mémoire à l'Académie des science, janvier 1882.

## CATALEPSIE.

Que l'état cataleptique soit provoqué d'emblée ou secondairement, les caractères qui permettent de le reconnaître sont, pour MM. Charcot et Richer, les suivants :

Les yeux sont ouverts. Le regard possède une fixité qui constitue un des signes les plus importants. La physionomie est impassible et expressive à la fois. La malade paraît absorbée. Ce visage est vraisemblablement celui de l'extase cataleptique des auteurs. Pas ou peu de clignement des paupières. Conjonctive rouge. Les larmes s'accumulent et s'écoulent ou non sur les joues. Le plus souvent, anesthésie de la conjonctive et même de la cornée. État variable de la pupille.

Le trait le plus saillant, c'est, on peut le dire, l'immobilité. Le sujet cataleptique, alors même qu'on le place debout, dans une attitude forcée, se maintient en parfait équilibre et semble comme pétrifié.

Les mouvements respiratoires eux-mêmes s'effectuent dans le sens de l'immobilité. Les tracés pneumographiques, en effet, accusent de longues pauses représentées par des lignes horizontales qu'interrompent de loin en loin des dépressions peu profondes.

Les membres (et l'on peut en dire autant de toutes les parties du corps) gardent les positions, même les plus difficiles à maintenir, qu'on leur a communiquées. Lorsqu'on les soulève et les déplace, ils donnent la sensation d'une grande légèreté, et soit qu'on les fléchisse ou qu'on les étende, les articulations ne font éprouver aucune résistance. Contrairement à l'assertion d'un grand nombre d'auteurs, la flexibilitas cerea, ou roideur des mannequins des peintres, n'existe pas.

Les attitudes communiquées sont gardées fort longtemps et le massage ou la friction des masses musculaires ne les modifient pas (1).

Les excitations mécaniques de la même nature que celles qui pendant l'état léthargique produisent la contracture, pression, friction, malaxation des muscles, des tendons ou des nerfs, amènent pendant l'état cataleptique, le relâchement musculaire et la paralysie (2), d'où modification de l'attitude des membres.

L'état cataleptique est uniformément développé sur le tronc et sur les membres.

Les réflexes tendineux sont complètement abolis ou notablement amoindris. Pas d'hyperexcitabilité neuro-musculaire.

En somme l'état cataleptique n'est pas favorable au développement de la contracture. Le phénomène neuro-musculaire observé peut être en quelque sorte considéré comme le pendant de l'hyperexcitabilité neuro-musculaire propre à l'état léthargique. Mais à l'encontre de la contracture qui consiste en une exagération de l'activité musculaire le phénomène consiste en une diminution de la même activité (phénomènes d'inhibition).

Anesthésie cutanée complète. Persistance partielle des sens (vision, audition en particulier). De là, souvent possibilité

(1) Charcot et Richer. Arch. de Neurologie, 1882, p. 311 (n° 9, mai-juin.)

(2) P. Richer. Contribution à l'étude des phénomènes neuro-musculaires de l'hypnotisme. Paralysie provoquée pendant l'état cataleptique. C. R. Soc. biologie, 1883, p. 619 (séance du 1ᵉʳ décembre). « Il n'est pas sans intérêt, dit M. Richer, de faire remarquer en terminant que les expériences dont je viens de présenter les photographies, datent du 4 janvier 1882. p. 623. »

d'impressionner le sujet cataleptique et de susciter chez lui
par voie de suggestion des impulsions automatiques. Alors les
attitudes fixes, artificiellement imprimées aux membres, font
place à des mouvements plus ou moins complexes, parfaitement coordonnés en rapport avec la nature des impulsions
provoquées. Mais abandonné à lui-même le sujet ne tarde pas
à retomber dans l'immobilité où il se trouvait au moment où
on l'a impressionné.

Durant l'état cataleptique, la physionomie est susceptible de
prendre des expressions variées en rapport avec les attitudes
que l'on communique aux membres. Ainsi une attitude tra-
gique donnée aux membres supérieurs a pour effet d'imprimer à la physionomie un air dur surtout dû au rapproche-
ment des sourcils. Si, au contraire, on approche de la bouche
les deux mains ouvertes, comme dans l'acte d'envoyer un
baiser, le sourire apparaît aux lèvres. Il est même possible,
en donnant aux deux bras une attitude d'impression contraire
d'amener, par exemple, le sourire sur une moitié de la face,
pendant que l'impression de la colère est marquée sur l'autre
moitié par le froncement du sourcil. Le mécanisme intime
qui relie le geste à la physionomie peut également être mis
en relief par une expérience en quelque sorte inverse. L'on
fait contracter successivement, au moyen de la faradisation,
les différents muscles de la face, suivant le procédé de Du-
chenne (de Boulogne), et l'on voit alors, chez certains sujets,
les membres par des attitudes variées se mettre en harmonie avec les expressions qu'on a artificiellement imprimées à
la physionomie (1).

En somme : phénomènes psychiques. Automatisme, hallucinations provoquées. Influence du geste sur la physionomie,

(1) J.-M. Charcot. Exposé des titres scientifiques. Supplément, 1882,
p. 177.

les suggestions pouvant d'ailleurs, tout comme les hallucinations dans la période somnambulique de l'hypnotisme, être différentes pour chaque moitié du corps (1).

MM. Charcot et Richer, on le voit par la description qui précède, n'admettent pas la possibilité de la contracture dans la période cataleptique de l'hypnotisme. Aussitôt qu'une malade léthargique ou somnambule est rendue cataleptique, toute prédisposition à la contracture cesse. Mais il se développe instantanément cette propriété musculaire si remarquable de stabilité cataleptique. En outre les excitations mécaniqes profondes déterminent l'affaiblissement du tonus musculaire, affaiblissement qui peut aller jusqu'à la paralysie. Il y a donc opposition complète au point de vue neuro-musculaire entre l'état cataleptique et les deux autres phases de l'hypnotisme. Mais pour éviter les causes d'erreur il est de la dernière importance de ne pas confondre l'état de catalepsie franche avec d'autres états musculaires d'apparence trompeuse (états cataleptoïdes) et qui peuvent dépendre soit de la léthargie, soit du somnambulisme, ou bien être le résultat d'états mixtes, sortes de mélanges des diverses phases de l'hypnotisme (2).

Si nous comprenons bien la pensée de MM. Charcot et Richer, c'est précisément cette confusion regrettable qu'ont faite les différents observateurs qui ont parlé des contractures de l'état cataleptique.

Il nous faut avouer qne nous ne voyons pas très bien pourquoi l'aptitude à la contracture se montrerait extrême dans l'une des phases du sommeil provoqué alors qu'au contraire elle manquerait totalement dans une autre. Les différences qui permettent de distinguer les degrés de l'hypnotisme sont

(1) Dumontpallier. C. rend. de la Soc. de biologie, 1882, p. 791.

(2) P. Richer. Note sur les phénomènes neuro-musculaires de l'hypnotisme et sur la méthode à suivre dans les études sur l'hypnotisme. Mémoires de la Soc. de biologie, 1883, p. 56.

sans doute très réelles, mais il n'en est pas moins vrai qu'un facteur nous paraît commun à tous les états francs ou non qu'il est possible de produire. Nous voulons parler de l'augmentation extrême de l'excitabilité médullaire. Or, si la contracture est réellement ici un phénomène réflexe, la condition première de sa production, l'irritabilité exagérée de la moelle, ne nous a jamais semblé faire défaut.

Quoi qu'il en soit, diverses modifications peuvent, ainsi que nous l'avons signalé ailleurs (1), se produire dans l'état musculaire de la période cataleptique sous l'influence des excitations phériphériques. Il est facile de faire disparaître la propriété de stabilité caractéristique de cet état; il est facile aussi d'en provoquer à nouveau le développement. Mais, en dehors de ces changements, *il nous a toujours été possible de produire chez nos malades des contractures intenses et localisées dans cette phase de la somniation provoquée.* Les phénomènes ont toujours été des plus nets et il est impossible d'invoquer dans nos expériences la moindre confusion entre l'état de catalepsie franche et sans mélange, et les états mixtes sur l'importance desquels nous avons d'ailleurs à diverses reprises, mon maître et moi, attiré l'attention (2).

De tous les agents physiques par nous employés pour provoquer des contractures dans l'état cataleptique, le soufffe nous a fourni les résultats les plus intéressants. Le plus léger courant d'air a toujours eu sur l'état des membres une influence remarquable.

Toutefois la contracture n'apparaît intense et localisée qu'à la condition que l'irritation soit exactement limitée à tel ou tel point du tégument (3).

(1) Dumontpallier et Magnin. Mémoire à l'Académie des sciences, janvier 1882.

(2) Dumontpallier et Magnin. C. R. de la Soc. biol., 1882, p. 149-205.

(3) Ce résultat s'obtient très facilement en employant un souffle capillaire.

M.C..., cataleptique par action de la lumière. Yeux ouverts, fixité absolue du regard. Extase cataleptique. Pas de clignement des paupières. Larmoiement. Anesthésie de la conjonctive. Mouvements respiratoires à peine marqués. Possibilité de garder toutes les positions communiquées. Légèreté, souplesse absolue des membres. Pas de modification des attitudes par friction, malaxation des masses musculaires. Réflexes tendineux abolis. Anesthésie cutanée. Persistance partielle des sens (vue, ouïe): Automatisme. Influence du geste sur la physionomie. Suggestions bilatérales simultanées.

Dans ces conditions, élévation du membre supérieur gauche. L'attitude se maintient. Au moyen du soufflet capillaire excitation légère de la zone cutanée correspondant, au niveau du coude, à la gouttière épitrochléo-olécrânienne. La griffe cubitale se produit avec tous ses caractères. Un effort violent exercé sur le poignet et les doigts ne peut la modifier. Sauf le changement de position de la main résultant de l'apparition de la contracture dans un département musculaire limité, l'attitude communiquée demeure la même. Le reste du membre est souple. Le coude peut être fléchi ou étendu. Tous les mouvements de l'épaule sont parfaitement libres. Aucune contracture des muscles du bras.

Même excitation des téguments de la main droite répondant au court adducteur du petit doigt. Contracture intense de ce muscle. Le doigt est maintenu fortement écarté de l'axe du membre.

Sur le côté droit de la face on détermine au moyen du soufflet la contracture des différents muscles qui font le sourire ; sur le côté gauche, celle des muscles dont l'action combinée donne au visage l'expression de commandement; les deux membres supérieurs prennent immédiatement des attitudes en rapport pour chacun d'eux avec les expressions hémifaciales différentes qu'on a ainsi simultanément provoquées.

P. G.., catalepsie franche, consécutive à la léthargie par ouverture des yeux. Avant-bras droit en élévation et en demi flexion. Souffle sur la zone cutanée répondant au biceps brachial. Contracture intense de ce muscle.

Même action sur la face dorsale de l'avant-bras gauche; contracture des extenseurs. Même expérience sur la face palmaire, contracture en flexion.

Sur cette malade, nous avons obtenu très facilement, au moyen du souffle, la contracture intense des muscles de la face. Par action sur tel ou tel point des membres supérieurs, nous avons pu déterminer telle ou telle attitude de ces membres, attitude qui était due à la contracture des muscles correspondant à la zone cutanée excitée et de ces muscles seuls. Sa face prenait alors une expression en rapport avec le geste expérimentalement provoqué.

M. N..., catalepsie vraie par le son. Souffle léger au niveau du sterno-cléido-mastoïdien droit. Inclinaison de la tète à droite, en même temps que mouvement de rotation, la face tournée à gauche. Contracture intense.

Souffle sur les téguments de la partie postérieure du bras droit. L'avant-bras se met en extension sur le bras. Contracture du triceps (spécialement de la longue portion).

P. B... Catalepsie consécutive à la léthargie par ouverture des yeux. Souffle sur la face palmaire de l'avant-bras droit. Contracture des fléchisseurs. Même action sur la zone cutanée répondant au jambier antérieur du côté droit. Contracture : pied bot varus équin; même expérience sur les téguments recouvrant les péroniers latéraux du côté gauche; action physiologique de ces muscles; contracture intense.

On le voit par ces quelques exemples qu'il nous semble inutile de multiplier l'action du souffle dans la catalepsie permet

de provoquer la contracture de  tel ou tel muscle ou  groupe
de muscles suivant le point du tégument auquel  s'adresse
l'excitation.

Chez toutes nos malades, nous avons observé  **dans la** catalepsie franche, cette action du souffle et **nous** n'avons ren-
contré sous ce rapport aucune exception. Cette constance dans
les résultats nous à permis, à diverses reprises, d'obtenir des
effets thérapeutiques intéressants. Il en sera dit un mot
plus loin.

## LÉTHARGIE.

Développé primitivement ou secondairement, l'état léthargique se présente pour MM. Charcot et Richer avec les caractères suivants :

Le début du sommeil est souvent marqué par une inspira-
tion profonde avec bruit laryngé tout particulier suivi bientôt de l'apparition d'écume aux lèvres. Les yeux sont clos ou
demi-clos. Les globes oculaires convulsés généralement en
haut et en dedans, les paupières animées d'un frémissement
incessant. Le corps est affaissé, les membres sont flasques,
pendants et, soulevés, ils retombent lourdement lorsqu'on les
abandonne à eux-mêmes. Les mouvements respiratoires étudiés à l'aide du pneumographe se montrent profonds et pré-
cipités, d'ailleurs assez réguliers.

Les réflexes tendineux sont remarquablement exaltés. De
plus, on constate, dans tous les cas, à la vérité, à des degrés
divers, l'existence de l'hyperexcitabilité neuro-musculaire.
Lorsque la malade est léthargique, l'excitation cutanée, de
quelqu'intensité qu'elle soit (depuis le simple frôlement jusqu'au pincement et à la piqûre), n'est suivie d'aucun résultat,
tandis qu'une excitation mécanique plus profonde, telle que
la pression, la malaxation portant sur un tendon, un muscle
ou un nerf, provoque aussitôt une contracture exactement
en rapport avec le point excité.

La contracture provoquée ainsi est très énergique. Elle ré-
siste même aux efforts violents, elle peut persister des jour-
nées entières, telle quelle après le réveil. Mais tant que dure

l'état léthargique, on la fait cesser presque instantanément en portant l'excitation sur les antagonistes des muscles contracturés.

A la face, il ne se produit pas de contracture, mais une simple contraction qui s'efface dès que l'excitation a cessé.

Analgésie complète. Quelques-uns des sens : l'ouïe, la vision paraissent cependant conserver un certain degré d'activité.

Mais les diverses tentatives qu'on peut faire pour impressonner le sujet par voie d'intimation ou de suggestion, restent le plus souvent sans effet.

En somme, « pendant deux des phases de l'hypnotisme (état léthargique et état somnambulique), la contracture musculaire peut être obtenue, mais par deux procédés différents et propres à chacun de ces deux états. Ainsi, pendant la léthargie, la contracture succède aux excitations mécaniques profondes portées soit sur les tendons, soit sur les masses musculaires, soit sur les nerfs, tandis que pendant le somnambulisme, il faut, pour amener un résultat analogue, des excitations exclusivement cutanées, légères, superficielles (1). »

Cette distinction des deux formes de contracture hypnotique conduit à un résultat clinique intéressant. Elle permet de distinguer chez les hystériques, en dehors de toute influence hypnotique, « deux variétés de diathèse de contractures répondant chacune à l'une des formes de la contracture de l'hypnotisme (2). » (Variété léthargique. Variété somnambulique.)

Sur nos malades, nous l'avons dit dès le début de ce travail, nous avons observé, dans la période léthargique du

(1) Charcot et Richer. Diathèse de contracture chez les hystériques. Mém. de la Soc. de biol , 1883, p. 56.

(2) P. Richer. Mém. de la Soc. de biol., 1883, p. 56.

sommeil provoqué, des contractures par excitation du tégument.

Leur existence est pour nous indiscutable, et si d'autres observateurs ne les ont pas rencontrées, nous restons persuadé que l'occasion seule leur a manqué.

Dans toutes nos expériences, les excitations par nous employées ont été aussi minimes que possible, et il nous semble difficile d'admettre qu'elles aient pu agir sur les parties autres que cutanées.

Lorsque, par exemple, on effleure l'épiderme aussi légèrement que faire se peut, on a, ce nous semble, quelque chance de ne pas se tromper, en affirmant que la peau seule est intéressée.

Lorsqu'au contraire, on percute, frictionne ou malaxe tel ou tel muscle ou groupe de muscles, il est moins facile d'être certain de n'exciter que les parties profondes.

La percussion, la friction, la malaxation ne peuvent, en somme, avoir d'action sur ces parties qu'à travers les téguments.

Il est toutefois une expérience qui pour MM. Charcot et Richer (1) « juge la question d'une façon péremptoire... »

« Une excitation mécanique qui n'intéresse que la peau, comme le pincement, la piqûre, — en ayant bien soin de n'exercer dans ces manœuvres aucune pression même légère sur les parties profondes, — n'ont qu'un effet absolument négatif. Une excitation plus légre comme le frôlement, une pression modérée, pourvu que l'on ait soin d'isoler le point excité des parties sous-cutanées en faisant un pli à la peau, demeure également sans résultat. Tandis qu'au même point, une excitation mécanique quelconque qui intéresse, au travers du tégument cutané, un organe sous-jacent, tel qu'un

_________

(1) Charcot et Richer. Arch. de Neurologie, 1883, p. 317.

muscle, un tendon ou un nerf, détermine immédiatement la production de la contracture localisée. »

Cette expérience est sans doute très intéressante, mais elle est loin, pour nous, d'avoir toujours une valeur absolue.

Tout d'abord, il est des malades chez lesquelles elle est impossible à réaliser. Lorsqu'on cherche à faire un pli à la peau, le simple contact des doigts détermine l'apparition de la contracture dans le muscle ou les muscles sous-jacents au point cutané touché.

Et alors même que l'expérience est facile à répéter, il ne faut pas se hâter de conclure, au moins dans tous les cas, au point de départ profond de la contracture.

D'ailleurs, pour MM. Charcot et Richer (1), la différence dans la voie suivie par le réflexe ne constitue pas le seul caractère qui permet de distinguer l'une de l'autre les contractures léthargique et somnambulique. La contracture léthargique est, pour ces auteurs, la seule susceptible d'une localisation précise. Pendant l'état somnambulique, la contracture est plus diffuse, elle envahit habituellement tout un membre.

La contracture de l'état léthargique ne se résout que par un seul procédé qui est l'irritation mécanique portée sur les antagonistes ; tandis que la contracture somnambulique cède sous l'influence d'une nouvelle excitation cutanée aussi légère que la première, quel que soit son point d'application à la surface du membre contracturé.

Nous verrons plus loin quels procédés nous ont permis d'obtenir la résolution musculaire dans les diverses phases du sommeil expérimental. Quant à la localisation possible de la contracture somnambulique, les quelques exemples que nous avons rapportés précédemment ne nous semblent pas devoir laisser de doute à cet égard.

(1) Charcot et Richer. Loc. cit., p. 321.

Quoi qu'il en soit, *chez certaines malades tout au moins, les excitations les plus faibles peuvent être suivies d'effets dans la phase léthargique du sommeil provoqué tout aussi bien que dans la période somnambulique.*

Entre autres faits, nous nous souvenons qu'un jour que nous répétions quelques expériences sur une malade placée, par un procédé classique, dans la période léthargique de l'hypnotisme, une mouche vint se poser sur la zone cutanée correspondant au jambier antérieur du côté gauche, et ce léger attouchement détermina la contracture de ce muscle, d'où pied bot varus équin. La malade réveillée, à notre grand regret, le pied bot persista. M. Dumontpallier, entrant dans le service à ce moment, remit la malade en léthargie et fit disparaître immédiatement le pied bot par attouchement léger de la peau, au point même où elle avait été excitée. Il nous semblera toujours difficile d'admettre que la mouche ait pu, à travers la peau, percuter, frictionner ou malaxer le tendon, le muscle ou le nerf.

Nous avons vu plus haut (p. 37), qu'en répétant sur nos malades léthargiques l'expérience de MM. Brissaud et Ch. Richet, l'excitation de la surface cutanée du muscle anémié provoquait la contracture dans le membre du côté opposé.

Nous ne saurions trop répéter que, dans ces expériences, il ne s'agissait que d'excitations aussi minimes que faire se pouvait, la tête d'une épingle, par exemple, effleurant l'épiderme le plus légèrement possible.

Dans le cas suivant, l'action sur les parties profondes ne saurait, ce nous semble, être invoquée.

Il s'agit d'une malade, la nommée G..., sur laquelle les excitations mécaniques étaient toujours demeurées sans effet dans la phase léthargique de la somniation provoquée. Ce résultat négatif avait fait dire à M. Dumontpallier, lors de la présentation de cette malade à la Société de biologie, que chez G... les contractures réflexes ne pouvaient être provoquées. C'était cependant une erreur. Des expériences ultérieures montrèrent que là où les excitations mécaniques avaient échoué, d'autres agents physiques pouvaient déterminer l'apparition de la contracture. L'application du froid, par exemple, était suivie d'effets positifs. Par ce procédé, il nous a toujours été facile de provoquer, chez notre malade en léthargie, la contracture de tel ou tel muscle, de tel ou tel groupe de muscles, et les contractures ainsi obtenues étaient intenses et nettement localisées. Portait-on la pointe d'un crayon de glace, au niveau du coude, sur le trajet du cubital ; immédiatement, entraient en action tous les muscles animés par ce nerf. La griffe cubitale se montrait avec tous ses caractères. Mêmes résultats par application d'une goutte d'éther ou simplement d'une goutte d'eau froide.

Faut-il croire alors que, dans toutes nos expériences, nous avons commis une erreur, non plus quant aux faits relatifs aux contractures, mais bien quant à la nature des périodes de l'hypnotisme en lesquelles nous placions la malade ? Faut-il penser que constamment et sans nous en apercevoir, nous avons produit chez G... non pas la léthargie, mais bien le somnambulisme ? A première vue même, cette supposition est inacceptable. Sommeil magnétique, léthargie sont deux états entre lesquels il ne saurait y avoir de confusion. Toute question de contracture mise à part, les divers phénomènes qui caractérisent si nettement ces deux degrés du sommeil expérimental, diffèrent trop les uns des autres pour qu'une pareille méprise soit possible. Nous sommes-nous trouvés en présence d'un de ces états complexes qui participent à la fois de deux des phases de l'hypnotisme ? Nous nous contenterons de faire remarquer que nous avons été des premiers,

M. Dumontpallier et moi, à insister sur l'intérêt que présentent ces états intermédiaires, ces états mixtes.

La particularité suivante suffirait d'ailleurs à juger la question. G... étant éveillée, la plus légère pression sur le vertex détermine chez elle le somnambulisme. La malade est-elle léthargique, cette même pression, faible ou forte, demeure absolument sans effet.

L'excitation mécanique est ici impuissante à provoquer un changement d'état, tout comme nous l'avons vue impuissante aussi à faire apparaître la contracture. Mais qu'on vienne à faire agir le froid (glace, éther, eau froide, etc.) sur le vertex du sujet, et, immédiatement, à la torpeur léthargique, succèdent les manifestations de la période somnambulique.

Nous reparlerons, du reste, plus loin des contractures de la léthargie consécutive à l'excitation du tégument, et nous rapporterons sommairement quelques expériences qui nous semblent venir à l'appui de notre façon de voir.

# HYPNOSE HÉMICÉRÉBRALE.

S'il est en général facile de déterminer chez l'hystéro-épileptique des phénomènes d'hypnose complète, il est non moins facile aussi de limiter les diverses phases du sommeil provoqué à un seul côté du corps.

Les recherches sont tout particulièrement intéressantes car elles semblent pouvoir jeter un certain jour sur la question si controversée de l'indépendance fonctionnelle des hémisphères cérébraux.

Parmi les travaux récents, les communications de Kaiser, Heidenhein, Berger et Grutzner en Allemagne (1), celles de Dumontpallier en France (2) montrent nettement la réalité de cette hypnose hémicérébrale.

Démonstratives aussi sont les expériences dans lesquelles on produit simultanément sur une même malade deux des périodes de la somniation. Le sujet se trouve alors divisé sur la ligne médiane et par un plan antéro-postérieur en deux parties égales et le degré de l'hypnotisme est différent pour chacune d'elles.

Un même mode d'excitation ou des agents de diverse nature peuvent être employés pour obtenir ce double résultat. Toutes choses égales d'ailleurs pour chaque côté dans l'état du sujet et mise à part sa plus ou moins grande susceptibilité, le degré de l'hypnose dépend, pour chaque moitié du corps, de

(1) E. Chambard. Encéphale, 1880. Loc. cit., p. 242.
(2) Dumontpallier. C. R. Soc. biol., 1882.

la durée plus ou moins grande de l'action hypnogénique en même temps que de sa plus ou moins grande intensité.

Il est facile aussi sur une malade placée au préalable dans une des phases du sommeil expérimental de déterminer secondairement un changement d'état dans l'un des côtés du corps par action portée sur ce côté. C'est là le procédé le plus simple et le plus généralement employé.

On peut de la sorte comme l'ont fait voir les élèves du professeur Charcot, provoquer en même temps l'hémiléthargie et l'hémicatalepsie, l'hémiléthargie et l'hémisomnambulisme. Il est possible encore, ainsi que nous l'avons dit ailleurs, d'observer l'hémisomnambulisme coïncidant avec l'hémicatalepsie.

Dans ces conditions, les expériences présentent une netteté toute particulière en ce qui concerne la production des contractures.

*Hémiléthargie et hémicatalepsie.* — Rien de plus simple que de faire apparaître l'hémicatalepsie sur une malade léthargique. Il suffit, l'un des yeux étant maintenant fermé, de mettre l'autre à découvert en pleine lumière. La léthargie persiste dans la moitié du corps correspondant à l'œil fermé, tandis que l'autre moitié, celle qui correspond à l'œil ouvert, présente tous les caractères de la catalepsie. C'est là l'expérience classique imaginée et réalisée pour la première fois à la Salpêtrière par M. Descourtis, externe du professeur Charcot (1).

Réciproquement sur un sujet cataleptique, l'occlusion d'un œil amène la léthargie du côté correspondant.

Quel que soit le modus faciendi, les contractures peuvent

(1) Progrès médical, n° du 21 décembre 1878. — G. Descourtis. Du fractionnement des opérations cérébrales et en particulier de leur dédoublement dans les psychopathies. Th. Paris, 1882, p. 45.

être produites du côté cataleptique tout aussi bien que du côté léthargique.

M. C... Léthargie par fixation d'un objet brillant. Cet état nettement établi, ouverture de l'œil droit. Catalepsie franche à droite ; la léthargie persiste à gauche.

Attouchement aussi léger que possible des téguments de l'avant-bras gauche au niveau du long fléchisseur propre du pouce. Contracture intense de ce muscle. Souffle léger sur la même région de l'avant-bras droit, contracture du même muscle à droite.

P. G... léthargie par fixation d'un objet brillant ; ouverture de l'œil gauche. Catalepsie à gauche seulement.

Souffle sur la zone cutanée répondant au masséter gauche. Contracture de ce muscle. Application du froid sur la même région à droite. Contracture du masséter droit.

*Hémisomnambulisme et hémiléthargie.* — Sur une malade somnambule par pression du vertex, il suffit de comprimer un des deux globes oculaires pour voir aussitôt la léthargie envahir le côté correspondant (1). On peut obtenir le même résultat par action exercée sur un des côtés du vertex, la malade ayant été placée au préalable en léthargie.

M. C... Somnambulisme par pression du vertex, pression légère sur l'œil droit. Léthargie à droite. Le somnambulisme persiste à gauche. Dans ces conditions le plus léger attouchement permettra d'un côté comme de l'autre d'obtenir la contracture de tel ou tel muscle en agissant sur la zone cutanée qui lui correspond. Chez ce sujet, l'excitation nécessaire a toujours été aussi minime du côté léthargique que du côté somnambulique.

(1) P. Richer. Recherches cliniques sur l'hystéro-épilepsie, p. 420.

G... léthargique par fixation d'un objet brillant : action du froid sur le vertex à droite. Somnambulisme à droite. Chez cette malade la contracture est facilement obtenue à gauche (côté léthargique) par action du froid, à droite (côté somnambulique) par action de la chaleur.

*Hémisomnambulisme et hémicatalepsie* (1). — Entre autres procédés, il suffit pour obtenir ce résultat sur une malade léthargique, par exemple, d'agir sur son vertex d'un côté et de lui ouvrir l'œil de l'autre côté.

M.C... Léthargie par fixation d'un objet brillant. Somnambulisme à droite par pression du vertex de ce côté. Catalepsie à gauche par ouverture de l'œil gauche. Les contractures se montrent à droite sous l'influence du plus léger attouchement, à gauche par action du souffle le plus faible.

G...léthargique. Ouverture de l'œil droit : catalepsie à droite. Action de froid sur le vertex à gauche : somnambulisme à gauche. La contracture sera facilement obtenue, à droite par action du souffle, à gauche par action de la chaleur.

Chez quelques malades, nous avons observé une marche alterne croisée des phénomènes. Provoquait-on par exemple

(1) Dumontpallier et Magnin. C. R. Soc. de biol., 1882, p. 147. M. Ballet paraît avoir également observé l'hémisomnambulisme coïncidant avec l'hémicatalepsie. Toutefois, ses malades présentaient le phénomène d'hyperexcitabilité neuro-musculaire, en même temps qu'elles étaient susceptibles de répondre aux questions qu'on leur adressait, d'écrire, etc. D'après la description des différents états de l'hypnose donnée récemment par le professeur Charcot, il y avait là probablement état mixte.— G. Ballet. Nouveau fait à l'appui de la localisation de Broca. (Clinique du professeur Charcot, in Progrès médical, 1880, p. 739.)

la léthargie à gauche, la catalepsie à droite, les caractères de la léthargie se montraient à gauche dans la partie sus-ombilicale du corps, à droite dans sa partie sous-ombilicale. Réciproquement étaient en catalepsie la portion sus-ombilicale droite du corps et la partie sous-ombilicale gauche. Mais le plus habituellement les résultats obtenus sont franchement hémilatéraux.

Dans toutes nos expériences, les contractures ont toujours été très faciles à provoquer, intenses et parfaitement localisées. Les excitations les plus minimes leur ont donné naissance. *Le mode seul d'excitation a dû varier suivant les malades et aussi suivant la période de l'hypnotisme envisagée.* Plusieurs modes d'excitation peuvent d'ailleurs être suivis d'effets dans une même période et un même agent peut quelquefois servir à provoquer la contracture dans plusieurs périodes. Les résultats, nous le verrons plus loin, sont également très nets dans les expériences d'hypnose unilatérale.

Notons encore que dans le cas d'hypnose unilatérale aussi bien que dans celui de somniation différente pour chaque côté du corps, la diffusion des réflexes, lorsqu'elle avait lieu restait toujours limitée du côté du corps sur lequel avait porté l'excitation. Nous n'avons jamais observé la tendance à l'irradiation transversale d'un côté à l'autre, sauf dans quelques conditions spéciales encore trop mal déterminées d'ailleurs pour qu'il puisse en être question ici.

# ETATS MIXTES.

A côté des états francs de l'hypnotisme, il en est d'autres non moins intéressants à étudier. Ce sont ces états à première vue si complexes qui se rencontrent souvent au cours des expériences. Tantôt très nette, la cause de leur production échappe quelquefois, mais, le plus souvent, il faut la rechercher dans le modus faciendi de l'expérimentateur.

Cette complexité est d'ailleurs plus apparente que réelle. En y regardant de plus près, il est facile de se convaincre qu'il y a simplement mélange des phénomènes qui caractérisent les divers degrés de la somniation. Ces états mixtes ne sont en somme que des phases intermédiaires, des traits-d'union entre les périodes franches, périodes entre lesquelles, nous tenons à le répéter, il ne saurait y avoir de transition brusque.

On comprend d'ailleurs combien, dans l'étude du sommeil expérimental, les divisions peuvent être multipliées et cela suivant le point de vue auquel on se place. Pour n'en citer qu'un exemple et de date récente, ne voyons-nous pas M. le professeur Bernheim (1) dans son remarquable mémoire sur la suggestion, admettre six degrés dans le somnambulisme.

Les résultats differents que l'on observe sur les diverses malades soumises à l'hypnotisation dépendent et de l'état du sujet avant l'expérience et des moyens employés pour l'endormir.

(1) Bernheim. Loc. cit., p. 7 et suiv.

La susceptibilité des hystéro-épileptiques aux diverses manœuvres hypnogéniques est, nous l'avons vu, très variable et la répétition des expériences présente sous ce rapport une influence incontestable. Mais toutes choses égales du côte de la malade, le degré de l'hypnotisme nous paraît dépendre surtout de l'intensité de l'action et de sa durée plus ou moins longue.

Une faible pression sur le vertex suffit, par exemple, à rendre une malade somnambule. Qu'on l'exerce plus énergique ou mieux que, sans en augmenter l'intensité, on continue l'excitation pendant un temps plus long, le sujet deviendra bientôt cataleptique. Mais ce passage du premier état dans le second ne se fera pas brusquement et tout d'un coup. Il s'opérera au contraire graduellement et dès lors ce n'est que progressivement et lentement que les phénomènes du somnambulisme feront place aux caractères de la catalepsie. On observera là tous les intermédiaires et il est facile de comprendre que, si subitement on vient à supprimer l'action hypnogénique, on pourra laisser le sujet dans un état, arrêter la malade pour ainsi dire à un degré qui ne sera déjà plus le somnambulisme franc, qui ne sera pas encore la catalepsie vraie, mais bien un état mixte qui présentera mélangés et réunis les phénomènes que l'on regarde comme principes du somnambulisme et de la catalepsie.

De même on pourra observer tous les intermédiaires entre la catalepsie et la léthargie. Abaissez subitement les paupières d'un sujet cataleptique il devient brusquement léthargique. Mais exercez une action lente en même temps que légère et la transition elle aussi sera lente et graduelle. Nous pensons même que ces excitations faibles et prolongées doivent être employées de préférence. Elles permettront bien mieux que tous autres moyens plus violents de saisir les relations qui unissent entre eux les différents symptômes de la névrose hypnotique et de déterminer leur ordre de succession naturel.

Tamburini et Seppili (1) ont observé le passage graduel de la léthargie à la catalepsie. Ils pensent que l'état mixte qu'ils ont observé ressemble fort à l'état cataleptiforme, décrit par MM. Charcot et Richer (2). Ils se sont servis de stimulants acoustiques (diapason) ou cutanés (excitations faibles et répétées).

Les phénomènes sont d'ailleurs très nets lorsque, comme nous l'avons déjà dit, on provoque au moyen d'une même excitation suffisamment prolongée les diverses phases de la somniation. Rien de plus facile alors à observer que tous les degrés de l'hypnose, depuis l'état de veille jusqu'au sommeil le plus complet ou réciproquement.

Dans tous ces états l'aptitude à la contracture est encore très manifeste.

M. C..., somnambule, par pression du vertex. Dans ces conditions, l'attouchement le plus léger de la peau peut, nous le savons, être suivi de contracture localisée. Faisons passer brusquement la malade en catalepsie. Le souffle seul agit. Mais que ce changement s'opère au contraire graduellement et il sera un moment où l'attouchement léger aussi bien que le souffle permettront de provoquer la contracture de tel ou tel muscle ou groupe de muscles.

Sur G..., en catalepsie, le souffle seul agit. En léthargie, le froid est seul capable de provoquer la contracture. Mais qu'on

______

(1) Tamburini et Seppili. Contribution à l'étude expérimentale de l'hypnotisme. Recherches sur les phénomènes du mouvement, des sens, de la respiration et de la circulation dans les phases léthargique, cataleptique et somnambulique de l'hypnose hystérique. In Rivista sperimentale di Feniatria e di medicina legale, anno VIII, fasc. 4, anno IX, fasc. 1, 2 et 3.

(2) Charcot et Richer. Arch. de Neurologie. Mémoire cité.

détermine expérimentalement le passage lent du premier état dans le second et on observera une phase intermédiaire pendant laquelle on pourra indifféremment employer un des deux agents physiques pour déterminer l'apparition de la contracture.

On le voit, dans ces expériences, on pouvait indistinctement employer pour provoquer les contractures des agents dont l'un, par exemple, n'était efficace que dans une des périodes franches de l'hypnose, tandis que l'autre n'était suivi d'effet que dans une autre phase de la somniation provoquée.

# ÉTAT DE VEILLE.

*L'aptitude à la contracture (par excitation superficielle) peut aussi s'observer chez l'hystéro-épileptique éveillée.* Chez certaines malades, elle se montre dès les premières tentatives. Mais souvent aussi on la voit se développer à la suite des expériences souvent renouvelées d'hypnose, alors que tout d'abord elle faisait défaut.

Tous les observateurs ont d'ailleurs été frappés de cette influence de la répétition des expériences et M. Charles Richet (1) qui l'un des premiers en France s'est occupé scientifiquement d'hypnotisme, a parlé dès le début de ses recherches de l'éducation du somnambulisme.

De leurs expériences faites pendant l'état de veille sur une malade atteinte d'hystéria major, MM. Tamburini et Seppili (2) ont conclut que l'hyperexcitabilité neuro-musculaire produite par les excitations mécaniques et par l'aiman n'est pas un phénomène caractéristique de l'hypnose.

Pour MM. Charcot et Richer (3) l'hyperexcitabilité «neuro-musculaire qui se montre à son plus haut degré de développe-

(1) Ch. Richet. L'homme et l'intelligence. Paris, 1884.

(2) Tamburini et Seppili. Contribuzioni allo studio sperimentale dell ipnotismo. Communicazione preventiva fatta al R. Instituto Lombardo della seduta del 23 giugno, 1881. L'observation complète de la malade qui a servi aux recherches de ces auteurs a été publiée in Rivista sperimentale di Freniatria et di medicina legale, 1878; e Memoria della clinica Psychiatrica diretta dal Prof. Tamburini, 1879.

(3) Charcot et Richer. Arch. de Neurologie, t. III, mai-juin 1882, p. 318.

ment pendant le sommeil hypnotique, peut exister à quelque degré pendant la veille. »

Mais il s'agit là de contractures dont le point de départ réside dans l'excitation des nerfs sensitifs des muscles. Dans nos expériences au contraire le tégument seul est intéressé. Dès le début de nos recherches, nous avons constaté l'existence pendant l'état de veille de cette aptitude à la contracture par excitation cutanée.

MM. Charcot et Richer ont observé aussi des faits du même ordre et nous avons vu plus haut les raisons qui les ont conduits à admettre deux variétés de diathèse (p. 51) de contracture en dehors de tout état hypnotique.

Les excitations les plus légères nous ont permis de provoquer les contractures. Chez un certain nombre de malades leur intensité, leur localisation précise se sont montrées aussi grandes que s'il se fût agi de contractures déterminées pendant l'hypnose.

Toutes les remarques que nous avons faites pendant l'état somnambulique sur la diffusion des réflexes sont d'ailleurs, nous l'avons déjà dit, de tous points applicables aux observations que nous avons recueillies, nos malades étant éveillées.

Nous nous contenterons d'insister sur la facilité d'apparition de la contracture sous l'influence d'excitations aussi minimes que possible.

Notre éminent maître M. le professeur Bouley, nous faisait un jour remarquer sur une de nos malades en état d'hypnotisme combien faible était l'action suffisante à produire des phénomènes remarquables par leur intensité. Il avait appliqué sa montre sur la face dorsale de l'avant-bras de l'une d'elles et nous montrait la contracture des extenseurs se produisant par saccades isochrones au tic-tac de la montre. Nous avons répété depuis cette expérience sur des malades éveillées.

Chez un de nos sujets même il n'était pas besoin que la montre fût au contact de la peau. A un centimètre environ du tégument, le résultat était le même. Toutes précautions prises pour que la malade ne pût voir ce que l'on faisait, on approchait l'instrument de telle ou telle région du corps et on voyait les muscles sous-jacents à la zone cutanée excitée entrer en contracture et ces muscles seuls. S'agissait-il, par exemple, de la portion supérieure du trapèze, la contracture se montrait par saccades et l'on pouvait observer les contractions fibrillaires du muscle isochrones au tic-tac de la montre.

Chez bien des malades nous avons provoqué la contracture en nous servant d'agents qui ne pouvaient intéresser que le tégument, la chaleur, le froid par exemple. Si minime souvent a été la cause que certains de nos sujets présentaient à l'état de veille, tout comme en état d'hypnotisme, une hyperexcitabilité nerveuse telle, qu'il n'est peut-être pas d'instrument de physique susceptible d'accuser à un même degré des actions aussi infinitésimales que celles déterminées par les agents dont nous nous servions.

Dans toutes les expériences que nous avons faites les malades étant éveillées, nous étions certain de déterminer la contracture en employant des agents appropriés aux modalités de sensibilité cutanée persistantes. Mais la condition première était que la malade présentât des phénomènes d'hyperexcitabilité nerveuse aussi marquée qu'à l'état d'hypnose et nous savons qu'il n'en est pas toujours ainsi.

PROCÉDÉS QUI PERMETTENT DE METTRE FIN AUX PHÉNOMÈNES HYPNOTIQUES. — RÈGLES A SUIVRE DANS L'HYPNOTISATION DES HYSTÉRIQUES.

*Toutes les excitations périphériques de diverse nature, capables de provoquer les différentes phases de l'hypnotisme et dans chaque période les phénomènes qui la caractérisent, sont propres aussi à faire cesser les effets produits.*

Pour ce qui est des contractures, ce fait nous avait paru évident dès le début de nos recherches. Il a été formulé par M. Dumontpallier : « *L'agent qui fait défait, La cause qui fait défait* (1). »

Un attouchement minime porté sur la surface cutanée correspondant à un muscle a-t-il provoqué la contracture de ce muscle, ce même attouchement léger porté à nouveau sur le même point de la peau amènera la résolution musculaire.

On peut toutefois, si l'on n'y prend garde, constater des résultats en apparence contradictoires.

Sur une malade placée en léthargie par un procédé classique, touchons légèrement la face dorsale de l'avant-bras, nous obtenons ainsi la contracture des extenseurs.

Or, cette contracture, nous pouvons la faire disparaître, soit en agissant sur la face palmaire (correspondant aux antagonistes des muscles contracturés), soit en touchant à nouveau la face dorsale.

Agissons-nous sur la face palmaire ; si l'attouchement est léger, la contracture des extenseurs disparaîtra. La résolution de l'avant-bras sera complète. Si ce même attouchement, au contraire, est répété plusieurs fois, la contracture des ex-

(1) Dumontpallier et Magnin. Mémoire présenté à l'Acad. des sciences, 1882, et C. R. Soc. de biol., 1882.

tenseurs sera remplacée par une contracture des fléchisseurs.

Il va de soi que si l'action est locale et ne s'adresse pas exactement à la zone cutanée correspondant aux antagonistes des muscles contracturés, elle peut donner lieu à une seconde contracture localisée.

L'excitation porte-t-elle à nouveau sur la face dorsale, il faut qu'elle n'intéresse que le point sur lequel on a primitivement agi ; sans quoi, on s'exposerait ici encore à provoquer une seconde contracture localisée.

Lorsque l'action porte bien in eodem loco, deux choses se passent en apparence opposées : ou bien la contracture disparaît, ou bien, au contraire, elle s'exagère.

La raison de ce fait est d'ailleurs fort simple. Dans le cas où la contracture disparaît, c'est parce que l'on a mis entre l'excitation qui l'a fait naître et celle qui a amené la résolution musculaire un intervalle suffisant pour que l'effet produit par la première excitation ait atteint son summum d'intensité, ait été terminé.

Dans le second cas, les deux actions ont été trop proches l'une de l'autre. L'effet produit n'étant pas achevé, une seconde excitation n'a fait qu'augmenter l'intensité des phénomènes; il y a eu addition.

Les choses se passent de la manière la plus nette lorsque l'excitation périphérique est mise en action d'une façon prolongée. Exerce-t-on, par exemple, de légers attouchements sur la face dorsale de l'avant-bras, la contracture, d'abord légère des extenseurs, augmente d'intensité, puis, après avoir passé par un maximum, variable d'ailleurs, diminue peu à peu, pour cesser bientôt complètement.

Dans ce cas, l'agent mis en action d'une façon continue, a déterminé d'une façon non moins continue l'apparition et la disparition de la contracture.

La résolution musculaire obtenue, que l'on continue l'excitation, les mêmes phénomènes se reproduiront. On comprend, dès lors, qu'on observera des oscillations de contracture et de décontracture.

L'excitation, mise en action d'une façon ininterrompue, produit donc des oscillations de contracture et de résolution musculaire.

Il faut, dans tous ces faits, tenir compte aussi de la susceptibilité plus ou moins grande du sujet. Pour une même excitation, le maximum d'effet produit varie d'une malade à l'autre. Le plus souvent, en effet, comme nous l'avons, du reste, fait remarquer (p. 32), lorsqu'on tente les expériences pour la première fois, il y a diffusion du réflexe, et cette diffusion peut être telle, qu'une contracture primitivement localisée aux extenseurs de l'avant-bras, par exemple, se généralise au point d'envahir tous les muscles de l'économie. Il est évident que, dans ce cas, il n'est pas prudent de pousser l'expérience trop loin et c'est même là une raison qui, au début de nos recherches, nous avait empêché de saisir ces effets de la continuité de l'excitation. Mais bientôt, il n'en est plus de même et nous avons vu l'influence qu'exerce, à ce point de vue, la répétition des expériences. Il semble que par éducation, chacune des parties constituantes de l'axe encéphalo-médullaire s'habitue à répondre pour son propre compte et en dehors de ses voisines aux excitations diverses qui lui viennent de la périphérie. Plus que tous autres, les phénomènes observés dans l'hypnotisme montrent bien que chez l'homme le système nerveux cérébro-spinal est, tout comme la chaîne ganglionnaire des articulés, « une collection d'organismes, comme l'a dit Durand (de Gros) (1), donnant à cette conception le nom de polyzoïsme. C'est une collection de moi distincts et l'unité apparente est tout entière dans l'harmonie

_________

(1) Durand (de Gros), cité par M. Duval. In art. Nerfs, du 2e Dict. de méd. et de chir., t. XXIII, p. 582.

d'un ensemble hiérarchique dont les éléments rapprochés par une coordination et une subordination étroites, portent néanmoins, chacun en soi, tous les attributs essentiels, tous les caractères primitifs de l'animal individuel. »

Quoi qu'il en soit, rien de plus simple que de faire disparaître une contracture produite. Il suffira d'agir avec l'excitant qui lui a donné naissance ou avec un excitant équivalent.

Cette excitation pourra, d'ailleurs, porter, soit sur la surface cutanée correspondant aux antagonistes des muscles contracturés, soit au niveau du point primitivement touché.

Ces remarques s'appliquent, d'ailleurs, à toutes les périodes de l'hypnotisme, aussi bien qu'à l'état de veille. Elles s'appliquent aussi aux contractures qui, produites dans une des phases de la somniation provoquée, persistent dans une autre ou après le réveil. Réciproquement, elles sont vraies encore s'il s'agit de contractures provoquées pendant l'état de veille et persistant le sujet une fois endormi. Il suffira, pour obtenir la résolution musculaire, d'employer dans chaque période un mode d'excitation convenable.

M. C..., léthargique par un procédé classique. Attouchement léger de la face dorsale de l'avant-bras gauche : contracture des extenseurs. Ouverture des deux yeux. Catalepsie. La contracture persiste. Attouchement sur la face palmaire correspondant aux fléchisseurs, antagonistes des muscles contracturés : pas de résultat. Attouchement in eodem loco (face dorsale) : pas de résultat. Le toucher n'a donc pu faire disparaître la contracture. Mais, qu'au lieu du toucher on emploie le souffle, et, immédiatement la contracture disparaîtra et cela que l'excitation soit portée sur la face dorsale ou sur la surface palmaire ; en tenant compte toutefois des remarques que nous avons faites plus haut.

P. G... Léthargie par fixation d'un objet brillant. Contracture par action locale du froid. Faisons alors passer la malade en catalepsie, action du froid à nouveau, pas de résolution. La contracture cède immédiatement au moyen du souffle. Les résultats ont été constants.—Chez cette malade, la contracture provoquée pendant l'état léthargique ou l'une quelconque des deux autres phases de l'hypnotisme, persistait la malade une fois réveillée. Il était alors impossible de la faire disparaître. Chez G..., en effet, en dehors de l'état hypnotique, nous n'avons jamais réussi à produire la moindre contracture. De même aussi la contracture apparue pendant l'hypnose avait tendance à se maintenir, malgré tous les moyens employés, la malade éveillée.

Dans ce cas, l'indication était d'endormir la malade à nouveau. On la replaçait de préférence dans celle des périodes de l'hypnose durant laquelle la contracture avait été provoquée et on la faisait alors disparaître comme nous l'avons dit plus haut. Chez C..., au contraire, une contracture provoquée dans un des états de la somniation persistait-elle, la malade éveillée, il était inutile de l'endormir de nouveau et la résolution musculaire s'obtenait très facilement en employant une excitation appropriée à une des modalités de sensibilité cutanée conservée.

Une contracture provoquée pendant une période de l'hypnotisme peut d'ailleurs, après s'être maintenue dans une autre phase, disparaître si l'on fait passer le sujet dans un deuxième état ou si on le réveille. —C...léthargique. Contracture quelconque, puis catalepsie. La contracture persiste. Si alors on réveille la malade ou si encore on la fait passer en somnambulisme, la contracture disparaît spontanément par suite de ce nouveau changement d'état.

D'une façon générale, lorsque sur un sujet placé dans une des phases de l'hypnotisme, on provoque une contracture, cette contracture peut disparaître ou persister quand on fait

passer le sujet dans une autre phase du sommeil expérimental.

Pour obtenir la résolution musculaire il suffira d'employer
un agent, que l'on saura efficace, dans le dernier état produit. Il pourra, d'ailleurs, se faire que cet agent soit le même
dans les deux états successifs envisagés.

Dans le cas où on réveille la malade, si les contractures réflexes peuvent être produites chez elle, à l'état de veille, on
pourra obtenir la résolution de la contracture au moyen
d'un excitant approprié à une des modalités de la sensibilité
cutanée persistante. Sinon, il faudra replonger la malade
dans la phase de l'hypnotisme d'où on l'avait tirée et employer alors l'agent que l'on sait susceptible d'agir, chez cette
malade, dans l'état considéré.

Il va de soi que ces remarques sont applicables aux contractures qui, produites à l'état de veille persistent, la malade une
fois endormie.

Les indications thérapeutiques se dégagent d'elles-mêmes
de tout ce qui précède. Nous n'insisterons pas. Nous dirons
toutefois que l'action des plaques métalliques combinée avec
l'hypnotisme nous a permis de faire cesser immédiatement
et d'une façon durable des contractures survenues à la suite
d'attaques; surtout lorsque nous avions en même temps recours à l'action du souffle.

L'action de ce dernier agent était immédiate lorsqu'elle
était mise en œuvre à la fin d'une attaque d'hystéro-épilepsie
ou peu de temps après.

L'observation suivante que nous devons à l'obligeance de
MM. Toutut et Maëstrati, étudiants en médecine, nous semble intéressante à ce point de vue :

« Nous avons trouvé, M. Maëstrati et moi, rue de Lacépède,
une femme couchée sur le trottoir et entourée d'environ qua-

rante personnes. On nous a dit que cette femme venait d'avoir une attaque convulsive et qu'elle était depuis trois quarts d'heure à une heure environ dans l'état ou nous la voyions. Nous étant approchés, nous avons constaté :

« Que la malade, couchée dans le décubitus dorsal, était en contracture généralisée. Les membres supérieurs n'ont pu être fléchis même en employant une force considérable. Il en a été de même des membres inférieurs. Les paupières qui étaient fermées n'ont pu être ouvertes. La malade présentait une rigidité complète, absolue. M. Maëstrati a alors essayé de décontracturer les muscles de la main et du bras, par la malaxation, tant des muscles contracturés eux-mêmes que de leurs antagonistes. Il n'a pu y réussir. J'ai alors songé à employer le souffle léger sur les extrémités digitales. A mon grand étonnement, les doigts se sont laissés plier immédiatement. J'ai fait part à Maëstrati de cette remarque. Il a alors soufflé sur les membres qu'il avait devant lui, moi sur ceux qui se trouvaient devant moi, placés que nous étions l'un à droite et l'autre à gauche de la malade. Les membres et le tronc ont été du même coup décontracturés. Une fois les membres revenus à leur état normal, nous avons soufflé sur les paupières qui se sont ouvertes. Nous avons alors interrogé la malade qui paraissait bien nous comprendre, mais ne répondait pas. Il restait en effet de la contracture des masséters, contracture qui, comme les précédentes, a cédé à l'action du souffle. Les masséters une fois décontracturés, la malade faisait mouvoir ses lèvres, mais ne produisait aucun son. Nous avons cru à une contracture des muscles du larynx, nous avons soufflé sur les régions antérieure et latérales du cou et la malade a pu aussitôt nous répondre. Nous lui avons conseillé de se lever, ce qu'elle a fait sans difficulté. Nous l'avons remise alors entre les mains d'un sergent de ville pour être conduite à l'hôpital. Elle s'y est rendue à pied en s'appuyant sur le bras d'une personne qui l'aidait à y aller. »

Lorsqu'au contraire la contracture durait depuis quelques heures, il était indispensable d'avoir recours à l'hypnotisme pour obtenir la résolution musculaire au moyen du vent du soufflet. Dans ce cas, on plaçait la malade dans la période cataleptique.

Lorsqu'il y avait tendance au transfert de la contracture, d'un membre à l'autre par exemple, il nous suffisait d'agir en même temps que sur la zone répondant aux muscles contracturés, sur la zone homologue du membre du côté opposé.

Nous avons toujours réussi de la sorte à faire disparaître des contractures qui dataient de vingt-quatre ou de quarante-huit heures. Or la durée souvent si longue des contractures (de un jour à cinq ans. Charcot), s'observerait peut-être moins fréquemment si l'on prenait toujours soin de les faire disparaî-tre à une époque voisine de l'attaque qui les a produites. Enfin, dans les cas de contractures anciennes et permanentes durant depuis des mois, on pourra peut-être, et cela assez souvent, obtenir un résultat satisfaisant par l'emploi combiné de l'hypnotisme et des agents dits æsthésiogènes.

Sur la nommée C.., entre autres, nous avons, mon maître et moi, guéri définitivement et très rapidement (en quelques jours) un pied bot varus équin gauche, datant depuis près d'un an et ayant résisté à tous les modes de traitement successivement employés. La méthode consistait tout simplement à placer la malade dans la période cataleptique de l'hypnotisme. Le pied bot réduit, au moyen d'une excitation convenable pour la malade et pour la période (le souffle dans le cas particulier), le réveil était provoqué. Le pied bot dans ces conditions avait tendance à se reproduire plus ou moins rapidement, mais le résultat était maintenu très facilement par application (sur la région du jambier antérieur) d'un métal auquel nous savions la malade sensible. Grâce à ce moyen il y avait fixation du résultat thérapeutique obtenu dans l'hypnotisme. Nous étions obligés également d'appliquer des plaques métalliques sur l'avant-bras droit, une contracture de la main se produisant dans le membre supérieur droit au moment où l'on faisait disparaître le pied bot du membre inférieur gauche. Il y avait, en d'autres termes, transfert croisé du membre inférieur d'un côté au membre supérieur de l'autre côté.

Ce qui est vrai pour la production et la disparition de la contracture est également vrai pour tous les phénomènes hypnotiques. Nous avons montré les premiers, M. Dumontpallier et moi (1), que le mode d'excitation qui a servi à plonger un sujet dans une des phases du sommeil provoqué peut aussi l'en faire sortir.

C'est ainsi que chez une hystérique hypnotisable, l'abaissement des paupières supérieures et la pression des globes oculaires ayant servi à déterminer la léthargie, ces mêmes moyens employés à nouveau feront cesser l'état léthargique et réveilleront la malade.

L'action de la lumière aura-t-elle produit la catalepsie cette même action la fera disparaître et déterminera le réveil.

La pression du vertex aura-t-elle plongé la malade en somnambulisme cette même pression à nouveau exercée amènera la cessation de l'hypnotisme.

Dans l'un quelconque de ces exemples, la cause mise en action d'une façon continue eût déterminé des oscillations du réveil et de l'état produit.

Nous avons exposé ailleurs, mon maître et moi, les règles à suivre dans l'hypnotisation des hystériques (2). Rappelons

(1) Dumontpallier et Magnin. Compte-rendu de la *Soc. de biol.*, 1882.
(2) Dumontpallier et Magnin. Compt. rend. Ac. des sciences, 1882, p. 632, et C. R. de la Soc. de biol., 1882, p. 202.

seulement qu'il faut toujours employer pour défaire un état produit, l'agent même qui a fait, et si, dans une même expérience on a successivement plongé une malade dans les différentes phases de l'hypnotisme, on devra faire disparaître les états provoqués en ordre précisément inverse de celui de leur apparition, en employant les moyens qui leur ont donné naissance.

On peut évidemment se servir d'un autre agent, mais cela nous paraît moins favorable pour la raison qu'on ne peut être sûr de produire avec le nouvel excitant employé, une action d'intensité égale à celle faite avec le premier. Or si l'on endort une malade avec une excitation d'intensité égale à un par exemple, il faut autant que possible la réveiller au moyen d'une excitation de même intensité. Or le meilleur moyen est évidemment d'employer l'agent même qui a servi à l'endormir.

Nous pensons que cette façon de faire est indiquée pour plusieurs raisons : la première parce qu'on évite ainsi de se trouver en présence d'états mixtes qui se sont souvent rencontrés par le fait de la substitution d'un agent à l'autre dans le cours des expériences. La seconde : par ce fait que le réveil s'effectue toujours normalement et avec calme lorsque, pendant toute la durée dès expériences, on s'est conformé à ce mode de faire et que la malade dans ces conditions n'éprouve jamais aucune fatigue, une fois éveillée.

De tous ces faits, il ressort au point de vue physiologique que *deux excitations périphériques de même nature, de même intensité, peuvent agir sur le système nerveux dans deux sens diamétralement opposés*, la deuxième venant défaire l'effet produit par la première.

Il faut évidemment admettre avec M. le professeur Brown-Séquard qu'il s'agit là de phénomènes de dynamogénie et d'inhibition (1). Mais d'autre part ainsi que le fait remarquer M. Ch. Richet (2), il ne faut pas se croire satisfait quand on a trouvé un mot pour exprimer des phénomènes aussi complexes. Ce n'est pas l'explication, c'est simplement l'énoncé des résultats observés. Le mot ne fait que cacher notre ignorance et ne constitue pas une solution du problème.

Quoi qu'il en soit d'ailleurs, les faits n'en subsistent pas moins avec toute leur valeur.

*Toute excitation périphérique peut donner naissance aux différentes phases de l'hypnotisme et aux phénomènes qui les caractérisent.*

*Toute excitation périphérique peut faire cesser les effets produits.*

*Une même excitation peut donc produire des effets opposés, et ces effets dépendent de l'état du système nerveux au moment de son action.*

*Mise en action d'une façon continue, une même excitation produit successivement et alternativement des effets inverses (oscillations).*

Ces changements d'états se montreront plus facilement sur les malades qu'une longue série d'épreuves aura rendues plus sensibles, la susceptibilité du sujet s'accroît en raison directe du nombre des expériences.

Au point de vue pratique et en présence du si grand nombre de faits intéressants publiés dans ces dernières années en matière d'hypnotisme, il est impossible de ne pas partager l'opinion émise par M. le professeur Brown-Séquard dans sa préface à la traduction du livre de Braid. Nous ne pouvons mieux faire que de citer textuellement. « Ce n'est pas seule-

(1) Brown-Séquard. Recherches expérimentales et cliniques sur l'inhibition et la dynamogénie, 1882, p. 29.

(2) Ch. Richet. L'homme et l'intelligence, p. 535, 1883

ment, dit M. Brown-Séquard, en physiologie et en psychologie que l'œuvre de Braid a une très grande valeur, c'est aussi en thérapeutique. Nous appelons l'attention des praticiens sur ce côté de l'hypnotisme, convaincu qu'il y a, à cet égard, immensément à faire. Ceux qui connaissent la puissance de l'inhibition sous l'influence d'une irritation périphérique, telle qu'elle se montre dans tant de cas (épilepsie, hystérie, tétanos) comprendront aisément quel grand rôle l'hypnotisme peut jouer comme moyen permettant la guérison de nombre d'états morbides, en donnant à l'inhibition l'occasion de se produire. Je suis loin cependant de considérer comme parfaitement observées toutes les histoires de guérison de maladies données par Braid. Je crois, au contraire, qu'il s'est trompé ou plutôt s'est laissé tromper dans un certain nombre de cas. Mais, je le répète, l'inhibition peut produire soudainement ou très rapidement des effets si considérables dans l'état hypnotique, qu'il serait de la plus haute importance de s'en servir comme moyen thérapeutique. »

Une des objections les plus sérieuses contre cette manière de voir consisterait à invoquer les dangers auxquels peut exposer le sommeil provoqué (1). Mais si la répétition fréquente des expériences peut avoir des inconvénients, si elle peut finir par modifier et troubler profondément le tempérament de l'individu qui s'y soumet, il n'en est pas moins vrai pour nous que, malgré tout ce qu'on a pu dire, manié avec prudence par des médecins instruits, l'hypnotisme n'offre pas de dangers plus sérieux que n'importe quelle autre méthode thérapeutique.

(1) Ch. Richet. L'homme et l'intelligence, p. 203.

### SENSIBILITÉ, CONTRACTURES ET SENS MUSCULAIRE
### A L'ÉTAT DE VEILLE ET D'HYPNOTISME.

Les excitations périphériques les plus diverses peuvent, avons-nous dit, chez l'hystéro-épileptique en état d'opportunité déterminer la production des phénomènes hypnotiques. Telle est le plus souvent la facilité avec laquelle la somniation s'établit qu'on doit en somme considérer la sensibilité hypnogénique au nombre des symptômes de la grande hystérie. En général, sans doute, les phénomènes n'atteignent pas leur complet développement dès les premières tentatives ; il y a là, nous le savons, une question d'éducation. Mais s'il est juste de dire que la susceptibilité des sujets s'accroît en raison directe du nombre des expériences, il n'en est pas moins vrai que, pour peu qu'on y mette quelque persistance la réussite est de règle absolue.

Toutefois certaines conditions ont une influence marquée sur la production plus ou moins rapide des diverses périodes du sommeil provoqué, sur le développement plus ou moins complet des phénomènes qui les caractérisent.

Il nous semble légitime d'admettre que dans l'hystéro-épilepsie les troubles sensitifs suivent une marche assez exactement parallèle à celle de la névrose elle-même. Leur intensité, leur étendue sont en rapport avec le degré de l'affection qu'ils accompagnent pas à pas dans toutes ses phases, en rapport avec l'état des centres encéphaliques.

Aussi l'examen de la sensibilité du sujet avant l'expérience, présente-t-il, au point de vue qui nous occupe, un intérêt tout particulier.

Chez les malades que nous avons observées, nous n'avons jamais réussi à provoquer l'hypnose qu'autant que leur sensibilité (générale et spéciale) n'était pas intacte dans tous ses modes. Nos tentatives ont toujours échoué lorsque les troubles dont il s'agit avaient disparu d'une façon complète et durable sous l'influence d'un traitement approprié.

Il suit de là que tous les modificateurs périphériques, susceptibles de ramener la sensibilité seront, de ce fait, capables de déterminer le réveil, et partant d'empêcher tout phénomène hypnotique.

Nous avons à diverses reprises, attiré l'attention sur ce point. Il nous suffira de rappeler ici que, quel que soit l'agent employé, le point d'application n'est pas indifférent. Les résultats les plus nets et les plus rapides seront toujours obtenus par action sur le front ou sur la région ombilicale. Dans ces conditions, en effet, le retour de la sensibilité s'effectue le plus souvent avec rapidité et d'une façon complète.

Les expériences sont très faciles à répéter avec les métaux. Des plaques métalliques étant appliquées symétriquement de chaque côté de la ligne médiane sur la région frontale ou sur une ligne transversale passant par l'ombilic, il devient impossible de déterminer le sommeil (1).

Lorsque la malade a été préalablement hypnotisée, l'application symétrique de chaque côté de la ligne médiane des mêmes plaques sur les mêmes régions (front ou zone ombilicale) détermine rapidement le réveil avec retour de la sensibilité générale (dans tous ses modes) sur tout le corps et spéciale pour tous les organes des sens.

Mais si les troubles de la sensibilité paraissent être une condition essentielle pour la production de l'hypnose, il ne faut cependant pas que l'anesthésie soit absolue.

D'ailleurs, en dehors de toute somniation provoquée, à l'état de veille, il paraît infiniment rare que les différents

(1) Dumontpallier et Magnin. C. R. de la Soc. de biologie, 1881, p. 359. — Ibid., 1882, 83 et 84, passim. — C. R. Académie des sciences, 1882, p. 60.

modes de sensibilité générale et spéciale soient, chez la malade atteinte de grande hystérie, totalement abolis.

A l'état d'hypnotisme même, la persistance de la sensibilité spéciale est de règle au moins dans certaines périodes (somnambulisme par exemple) et l'étude de la sensibilité générale montre quelles excitations minimes peuvent agir sur la surface cutanée. L'analgésie paraît être le seul phénomène presque constant.

Il suffit d'ailleurs qu'une des modalités de la sensibilité spéciale ou générale soit conservée pour voir les excitations périphériques appropriées produire leurs effets.

Les résultats sont tout particulièrement nets lorsque les expériences portent sur des malades hémianesthésiques. Les divers procédés hypnogéniques n'auront d'action qu'à la condition de porter sur les organes ou les régions de la peau sensibles; ces mêmes procédés seront sans effet s'ils portent sur les organes ou les régions de la peau anesthésiques (1). Les phénomènes produits n'intéressent que le côté primitivement sensible. Le côté anesthésique reste au contraire en l'état. Il y a hypnose unilatérale.

M. C..., hémianesthésique gauche pour la région supérieure du corps et hémianesthésique droite pour la région sous ombilicale (2). — Ouïe, goût, odorat, vue, abolis à gauche, con-

---

(1) Dumontpallier. Indépendance fonctionnelle de chaque hémisphère cérébral. Illusions. Hallucinations unilatérales ou bilatérales simultanées chez les hystériques. C. R. Soc. biologie, 1882, p. 786.

(2) Chez cette malade la sensibilité est répartie d'une façon opposée sur les régions sus et sous-ombilicale du corps. Il en résulte que tous les phénomènes des différentes périodes de l'hypnotisme sont opposés aussi pour ces deux régions. Mais pour ne pas compliquer l'exposé des expériences, nous ne mentionnerons que les résultats constatés sur les membres supérieurs, la face et les organes des sens.

servés à droite, — toutefois dyschromatopsie de l'œil droit (voit le vert et le bleu). — Dans ces conditions : hypnotisme par fixation d'un objet brillant. La tête se tourne de droite à gauche, de telle façon que l'œil droit est placé de manière à bien voir l'objet. Les phénomènes oculo-pupillaires du début de l'hypnose n'ont lieu que pour l'œil droit. Léthargie unila-térale droite, le côté gauche est resté en l'état; — action de la lumière sur les deux yeux, mêmes résultats. Catalepsie uni-latérale droite, — pression sur la ligné médiane du vertex. Somnambulisme unilatéral droit; la pression n'agit que sur le côté droit de la tête (côté sensible), elle n'est suivie d'aucun effet sur le côté gauche anesthésique. — Dans toutes ces ex-périences, les phénomènes caractéristiques de chaque phase du sommeil provoqué ne se montrent que dans le côté droit, le côté gauche reste en l'état. Mêmes résultats si, au lieu d'agir sur la vue, on s'adresse à l'odorat, l'ouïe, etc.

Dans le cas où la sensibilité peut être tranférée d'un côté à l'autre du corps, les phénomènes hypnotiques sont transférés du côté devenu sensible, tandis qu'ils cessent d'exister du coté devenu insensible.

M.C... étant hémianesthésique gauche (générale et spéciale). — Application d'une plaque métallique (aluminium — or), sur la région frontale gauche : Après trois minutes de contact de cette plaque, le transfert est obtenu et la sensibilité (générale et spéciale) occupe maintenant le côté gauche du corps; le coté droit est au contraire anesthésique. La dyschromatopsie existe maintenant pour l'œil gauche (perception du bleu et du vert seulement). — Cela étant la malade est soumise à l'action des procédés hypnogéniques. — La léthargie, la cata-lepsie, le somnambulisme ne peuvent être produits que pour la partie supérieure gauche du corps, le coté droit reste inerte. — En somme, tous les phénomènes ont été transférés du côté droit au coté gauche du corps, et comme dans l'expérience précédente sont unilatéraux.

Les expériences sont démonstratives encore lorsqu'après avoir ramené expérimentalement la sensibilité tant générale que spéciale des deux côtés du corps, on fixe les résultats obtenus. Dans ces conditions les états léthargique, cataleptique, somnambulique peuvent être produits des deux côtés. Toutefois, tous les phénomènes qui caractérisent ces phases du sommeil provoqué se montrent à un degré moins accusé que dans les expériences d'hypnose unilatérale. Or, dans les conditions que nous venons de dire, la sensibilité fixée ainsi des deux côtés du corps est affaiblie ou plutôt moindre qu'elle n'était lorqu'elle n'occupait qu'une des moitiés du corps.

M. C..., hémianesthésique droite. — Odorat, goût, ouïe, vue abolis à droite. Anesthésie de la conjonctive et de la cornée de ce côté. Sensibilité générale totalement abolie dans tous ses modes. Main droite (dynamomètre) : pas de résultat. Pas de contracture réflexe possible du côté droit et cela par aucun procédé. Pas de notion de position du membre de ce côté, etc. — Du côté gauche : odorat, goût, ouïe, vue conservés. Toutefois, dyschromatopsie (bleu et vert). Sensibilité de la conjonctive et de la cornée. Sensibilité générale conservée dans tous ses modes. Force dynamométrique: 30 kil. Contracture réflexe par léger attouchement du tégument. Notion de position des membres, etc.

Cela étant : application d'une plaque métallique de chaque côté du front. Au bout de trois ou quatre minutes : transfert, mais incomplet. Sensibilité (générale et spéciale) égale des deux côtés, mais moins considérable qu'alors qu'elle n'existait qu'à gauche ; l'odorat, le goût, l'ouïe, la vue ont diminué du côté gauche en même temps qu'ils revenaient à droite.

Anesthésie des deux cornées. Sensibilité des deux conjonctives. Dyschromatopsie (vert bleu) des deux yeux. Sensibilité générale des deux côtés, mais un peu obtuse ou tout au moins retardée. Force dynamométrique 15 kil. de chaque main. Contracture réflexe des deux côtés, mais plusieurs attouchements sont nécessaires et une fois produite, la contracture a tendance à disparaître spontanément. Notion de position des membres des deux côtés, mais les mouvements des deux mains sont moins faciles que n'étaient tout à l'heure ceux de la main gauche sensible. Invitée à tricoter, la malade a de la peine à le faire. Elle s'impatiente et nous déclare qu'elle aime « mille fois mieux n'avoir qu'une main légère que deux maladroites ».

Cela étant, tous les phénomènes des diverses périodes de l'hypnotisme peuvent-être provoqués pour les deux moitiés du corps. Mais ils sont, pour chaque côté, moins marqués qu'ils n'étaient pour le côté gauche dans l'expérience précédente et les remarques que nous venons de faire à propos de la sensibilité leur sont de tous points applicables.

Il suit de là, que dans le cas où l'état de la sensibilité est différent pour chaque côté du corps, les phénomènes de l'hypnose offrent pour chacun de ces côtés un développement en rapport avec l'état de la sensibilité. Dans ce cas il peut même se produire deux états différents et simultanés, sous l'influence de la même excitation périphérique. L'une des moitiés du corps, celle dont la sensibilité était la plus marquée avant l'expérience, se trouvera placée dans un état plus profond, plus complet, dans un degré plus avancé du sommeil expérimental. Nous avons eu maintes fois occasion de constater ce fait. — G… par exemple, est sensible de tout le corps (sensibilité générale et spéciale), mais toutefois plus à gauche qu'à droite. Pour ce qui est de la vue en particulier, elle voit toutes les couleurs de l'œil gauche, elle est dyschromatopsi-

que de l'œil droit. Endormie dans ces conditions par action
d'un rayon lumineux sur les deux yeux : Léthargie à gauche.
Catalepsie à droite.— B..., plus sensible a gauche qu'à droite.
On l'endort par fixation d'un objet brillant : Somnambulisme
à droite. Catalepsie à gauche.

En résumé, *la facilité de production des différentes pério-*
*des de l'hypnotisme, l'intensité des phénomènes qui les ca-*
*ractérisent dépendent de l'état de la sensibilité (générale et*
*spéciale). Elles lui sont en quelque sorte proportionnelles.*
Que si un seul côté du corps est sensible, ces périodes, ces phénomènes ne pourront être obtenus que de ce côté. Que si les
deux côtés sont inégalement sensibles, les résultats seront
plus marqués du côté qui présente la sensibilité la plus
parfaite.

L'état de la sensibilité ne fait d'ailleurs que traduire au
dehors l'état du fonctionnement des hémisphères cérébraux.
Et l'on peut dire, en somme, que tous *les résultats obtenus*
*sont en rapport, pour chaque côté du corps, avec le degré*
*d'activité de l'hémisphère cérébral qui commande à ce côté.*

De ce qui précéde il résulte que, sans avoir examiné la sensibilité du sujet avant l'expérience, on peut juger de son état
par l'intensité des phenomènes obtenus.

M. C..., endormie par action de la lumière, sans examen de
la sensibilité. La tête se tourne de gauche à droite, phénomènes oculo-pupillaires seulement pour l'œil gauche. Léthargie,
mais à gauche seulement. Ouverture des deux yeux, hémicatalepsie gauche. Pression sur le vertex ; hémisomnambulisme
gauche. Pendant tout le temps que dure l'expérience, le côté
droit reste inerte et indifférent à toutes les excitations périphériques, qu'elles portent sur la sensibilité générale ou spéciale.
Les contractures, en particulier, ne peuvent être provoquées

que du côté gauche ; pas de résultat à droite. La malade est réveillée par action de la lumière. — On constate alors qu'elle est hémianesthésique droite (générale et spéciale). La sensibilité est au contraire conservée à gauche dans tous ses modes. Les contratures, la malade une fois éveillée, ne sont possibles que du côté gauche. — Réciproquement, un résultat négatif à gauche eût indiqué une hémianesthesie de cette moitié du corps. Enfin, des phénomènes plus marqués d'un côté eussent fait prévoir un état de la sensibilité plus satisfaisant de ce côté.

Dans les expériences rapportées ici, la facilité de production de la contracture, son intensité se sont montrées, nous l'avons vu, parallèles à l'état de la sensibilité cutanée. A l'état de veille, il nous a toujours paru exister chez nos malades une relation étroite entre cet état de la sensibilité cutanée et cette aptitude à la contracture.

Nous n'avons jamais réussi à provoquer les phénomènes musculaires dont il s'agit qu'en nous adressant aux régions sensibles et en employant un agent approprié aux modalités de sensibilité cutanée persistante. Mêmes résultats lorsque les malades étaient mises en somnambulisme.

M. C..., éveillée, hémianesthésique droite. Sensible à gauche à la chaleur, insensible au toucher et au froid. Analgésique. Dans ces conditions : portées sur le côté droit, les excitations périphériques restent sans effet. Du coté gauche, la contracture se montre sous l'influence du plus léger attouchement avec un corps chaud. Pas de résultat, même par frottement énergique avec un corps froid. La malade dans cette expérience, mise dans l'impossibilité de voir ce qu'on lui fait, n'accuse que la sensation de chaleur et presque immédiatement la contracture se produit dans le muscle ou les muscles sous-jacents à la zone cutanée excitée. Cette contracture est intense et nettement localisée. Elle est accompagnée d'une crampe très douloureuse.

P. G.., somnambule par pression du vertex. Chez cette malade, dans cette phase du sommeil provoqué, le toucher et la chaleur sont nettement sentis. Le froid point. Il faut employer un des deux premiers modes d'excitation pour obtenir la contracture. Celle-ci se montre dès que la malade accuse la sensation de l'excitant. Emploie-t-on le froid, la malade interrogée sur ce qu'elle ressent répond : « Vous ne me faites rien », et elle nous dit vrai, car aucune espèce de contracture n'apparaît dans ces conditions.

Il est d'ailleurs facile de réaliser les expériences de façon à bien montrer le point de départ cutané du réflexe en même temps que l'importance de l'état de la sensibilité.

M. C..., hémianesthésique gauche. Sensible à droite. Cela étant : aptitude à la contracture du côté droit seulement, pas de résultat du côté gauche. Application d'une plaquette d'or sur la face dorsale de l'avant-bras gauche anesthésique. Au bout de quelques secondes, la sensibilité est revenue sous la plaque et sous cette plaque seulement. La piqûre au niveau du point ainsi devenu sensible détermine la contracture immédiate du muscle ou des muscles sous-jacents. Cette même piqûre, au contraire, portée sur les autres parties de l'avant-bras demeurées anesthésiques n'est suivie d'aucun effet. Examine-t-on en ce moment l'avant-bras droit primitivement sensible, on constate qu'il y a maintenant anesthésie dans le point homologue du lieu d'application de la plaque à gauche. La piqûre à ce niveau ne donne plus lieu à aucune contracture. Celle-ci se montre au contraire immédiatement, si cette même piqûre porte sur le reste de l'avant-bras droit resté sensible.

Le plus souvent, on le sait, dans l'hystéro-épilepsie, la sensibilité présente une distribution très irrégulière, ou si

l'on veut l'anesthésie de la peau, limitée à des surfaces mé-
diocrement étendues, offre dans sa disposition une grande
bizarrerie (1). Toutes les fois que chez nos malades il en a
été ainsi, il y a toujours eu relation étroite entre les zones
cutanées sensibles et les départements musculaires susceptibles d'entrer en contracture (2).

M. C... présente souvent à l'état de veille une distribution
très irrégulière de la sensibilité, et, dans ce cas (pour ne
prendre qu'un exemple), elle est sensible des faces dorsales
des avant-bras, anesthésique des faces palmaires, sensible de
la partie antérieure du thorax à gauche, anesthésique de la
même région du corps à droite. Dans ces conditions, la contracture ne peut être provoquée que dans les muscles sous-
jacents aux zones cutanées sensibles. Portées sur les points
de la peau anesthésiques, les excitations périphériques, de
quelqu'intensité qu'elles soient, restent absolument sans
effet. En est-il de même en état d'hypnotisme ? L'expérience
suivante nous paraît des plus concluantes. Endormons la malade, en léthargie, par exemple, par un procédé classique. La
contracture ne peut être produite encore que dans les mêmes
muscles qu'à l'état de veille. Il semble y avoir maintenant,
de par le fait de la somniation, sensibilité inconsciente ou,
pour être plus correct, impressionnabilité cutanée, sensitivité
là où, à l'état de veille, il y avait sensibilité.

Si alors par un procédé quelconque nous transférons cette
impressionnabilité de la face dorsale des avant-bras à la face
palmaire et du côté gauche au côté droit de la poitrine, il
n'est plus possible de faire entrer en contracture que les
muscles correspondant à la face palmaire des avant-bras et

(1) P. Briquet. Traité de l'hystérie, p. 281.
(2) P. Magnin. Sensibilité, impressionnabilité et contractures réflexes à l'état de veille et d'hypnotisme. Mémoires de la Soc. de biologie, 1883 p. 44.

au côté droit de la poitrine. Réveillons-nous la malade, il est facile de constater que les résultats restent les mêmes. Nous avons, en somme, provoqué, pendant la léthargie, le transfert de l'impressionnabilité cutanée et du même coup celui de l'aptitude à la contracture, et ce transfert persiste à l'état de veille.

La malade réveillée est sensible maintenant des faces palmaires des avant-bras, du côté droit de la poitrine, et les muscles correspondant à ces régions sensibles sont maintenant les seuls susceptibles d'entrer en contracture. Insistons sur ce fait que les excitations employées ont toujours été trop minimes pour qu'il puisse être question d'irritations autres que cutanées. Mêmes résultats, d'ailleurs, quelle que soit la période de l'hypnose en laquelle on place le sujet.

*En somme, nous avons toujours observé, sur nos malades, une relation constante entre l'état de la sensibilité et l'aptitude à la contracture, entre les zones cutanées sensibles et les départements musculaires dont il était possible de provoquer la contracture par excitation périphérique.*

Dans ces conditions, l'examen *du sens musculaire* pouvait présenter quelque intérêt. Nos nombreuses expériences ont porté sur des hystéro-épileptiques franchement hémainesthésiques (1).

M. C... est hémianesthésique gauche; sensible du côté droit. Dans cet état, on lui cache les yeux de telle façon que sa volonté ne puisse intervenir en aucune manière dans les renseignements qu'elle va donner. Toutes précautions convenablement prises, on constate que la malade a conservé la notion de position de son membre supérieur droit par exem-

---

(1) P. Magnin. Sensibilité cutanée et sens musculaire chez les hystéro-épileptiques. Compte rendu de la Soc. de biol., 1884, p. 125.

ple, qu'elle peut avec ce membre exécuter sans la moindre hésitation tel ou tel mouvement, que du côté droit enfin les mouvements, soit spontanés, soit communiqués, donnent lieu, pour peu qu'ils soient un peu énergiques, à une contracture intense des muscles qui sont mis en action.

Rien de semblable de l'autre côté. Si l'on place la main gauche de la malade derrière son dos, elle n'a nulle notion de la position qu'on lui a communiquée. Elle est incapable d'exécuter un mouvement précis avec ce membre ; enfin, pas de contracture par mouvements soit spontanés, soit communiqués.

Cela étant, nous faisons un pli à la peau de la face palmaire de l'avant-bras gauche, dans la région qui correspond exactement au long fléchisseur propre du pouce. Sur le sommet de ce pli, nous appliquons pendant un instant une plaque métallique (l'or dans le cas particulier), cet agent esthésiogène ramène la sensibilité dans une zone cutanée très limitée. Nous constatons alors les faits suivants : la malade n'a notion que de la position occupée par son pouce. L'invite-t-on à se toucher l'oreille gauche avec ses quatre derniers doigts, elle est incapable de le faire et sa main se porte sur un autre point du visage. Au contraire, l'engage-t-on à faire le même mouvement avec son pouce, elle porte sans aucune hésitation la pulpe de ce doigt à l'endroit désigné; enfin les mouvements d'extension, soit spontanés, soit communiqués du pouce, ne sont suivis d'aucun effet particulier, tandis que les mouvements de flexion déterminent immédiatement la contracture intense du long fléchisseur propre de ce doigt avec crampe très douloureuse le long du trajet de ce muscle.

Examine-t-on à ce moment le membre supérieur droit, on constate les phénomènes précisément inverses. La sensibilité cutanée a disparu de ce côté dans le point symétrique de l'application du métal à gauche et en même temps les sensations musculaires font nettement défaut dans le long fléchisseur propre du pouce de ce côté. On a, en somme, en apparence au moins, produit en même temps que le transfert local de la sensibilité cutanée le transfert local aussi du sens musculaire dans le muscle sous-jacent à la zone cutanée rendue sensible. — Mêmes résultats, les malades étant endormies.

Le parallélisme entre l'état de la sensibilité cutanée et l'aptitude à la contracture a toujours été net chez nos malades. Il est peut-être intéressant à constater au point de vue du transfert des contractures. Sur notre malade, par exemple, hémianesthésique gauche, nous déterminons la contracture du court abducteur du petit doigt du côté droit sensible par une excitation légère de la zone cutanée qui lui correspond. La contracture produite voulons-nous la transférer à gauche : quel que soit l'agent æsthésiogène employé, l'examen attentif permet de constater le transfert de la sensibilité cutanée précédant celui de la contracture. Celle-ci n'apparaît qu'au moment où la malade accuse du côté primitivement anesthésique la sensation de l'excitant.

Nous avons repété toutes ces expériences un très grand nombre de fois sur différentes malades. Elles nous ont toujours donné les mêmes résultats.

De par le fait que les mouvements spontanés ou communiqués peuvent déterminer la contracture des muscles mis en action et que le sens musculaire semble conservé dans ces muscles, il ne faudrait pas conclure que les excitations périphériques agiront nécessairement sur leurs nerfs sensitifs. Le point de départ de la contracture peut être néanmoins superficiel.

P. B... anesthésique à droite, sensible à gauche, sauf toutefois au niveau d'une trace de brûlure, de la grandeur d'une pièce de vingt sous environ, laquelle est située vers la partie moyenne de la face palmaire de l'avant-bras gauche.

Cette trace de brûlure (croûte) est superficielle et la peau qui n'a en somme été intéressée que légèrement est parfaitement mobile sur les parties sous-jacentes. Dans ces conditions, pas de contracture possible du côté droit anesthésique (ni par excitation superficielle, ni par excitation profonde). Au contraire contracture des muscles du côté gauche sensible. Mais chez cette malade, le simple attouchement de la peau, bien que senti, paraît insuffisant. Il n'en est pas de même de la friction de la pression, de la malaxation des tendons, des muscles, des nerfs. Ces moyens permettent de déterminer des contractures localisées alors que l'excitation du tégument paraît inefficace. Dès lors la malade présenterait, à l'état de veille, des contractures du type léthargique (de MM. Charcot et Richer). Il est toutefois un point de l'avant-bras gauche sensible au niveau duquel il est impossible de provoquer la moindre contracture par excitation soit superficielle, soit profonde. Ce point correspond précisément à la trace de la brûlure et là seulement aussi, il y a anesthésie de l'avant-bras.— Chez cette malade, la croûte étant tombée et la sensibilité cutanée rétablie, l'excitation forte (pression, etc.) permit de provoquer immédiatement la contracture. On voit donc que dans ce cas, il était bon d'être réservé. L'excitation a toujours dû être forte pour être suivie de résultats, cela est incontestable et néanmoins, cette excitation même forte est toujours demeurée sans effet, là où il y avait anesthésie. La pression de la peau entre le doigt et les parties sous-jacentes paraît ici devoir entrer en ligne de compte dans le mécanisme de production de la contracture.

L'exemple suivant montre bien qu'il ne faut pas se hâter d'affirmer le point de départ exclusivement profond d'une contracture. Si d'ailleurs il est possible d'être certain de n'intéresser que le tégument, il est au contraire beaucoup plus difficile d'être sûr de n'exciter que les parties profondes puisqu'aussi bien on ne peut agir sur elles qu'à travers la peau.

M. C... sensible de tout le corps. Le sens musculaire ainsi que l'aptitude à la contracture existent également des deux côtés. La pression, la malaxation pratiquées avec le doigt à droite restent sans effet. Pratiquées à gauche dans les mêmes conditions, elles déterminent une contracture intense. On en pourrait conclure que la malade est hyperexcitable à gauche et ne l'est pas à droite. Mais, si l'on vient à répéter l'expérience en se servant du manche d'un porte-plume, par exemple, au lieu du doigt, la contracture apparaît à droite, elle ne se produit plus à gauche. Ce résultat constaté seul conduirait à une conclusion opposée. La réalité est que, dans un cas comme dans l'autre, le point de départ de la contracture, en apparence profond, est superficiel. Ce n'est pas la percussion, la malaxation qui agissent, mais bien la température du corps dont on se sert. La malade sent le froid du porte-plume à droite, la chaleur du doigt à gauche. Ce résultat en apparence paradoxal s'explique par ce fait que le membre droit est sans cesse à une température de quatre à cinq degrés supérieure à celle du membre gauche. Les résultats sont des plus nets lorsqu'on cherche à produire la griffe cubitale. Le plus léger attouchement de la peau avec le doigt au niveau du nerf du côté gauche, dans la gouttière olécrânienne, donne lieu à une contracture intense, tandis que la malaxation énergique de ce nerf, au même niveau, avec un porte-plume, n'est suivie d'aucun effet. Résultats inverses si l'on agit sur le côté droit. La malaxation, l'écrasement du nerf avec le doigt sont sans effet, l'attouchement léger avec un corps froid (porte-plume) provoque au contraire l'apparition de la contracture. La malade se lave-t-elle les mains avec de l'eau chaude : sa main gauche entre en contracture. Les plonge-t-elle au contraire dans l'eau froide : c'est alors la main droite qui est intéressée. En résumé et bien qu'à premier examen les apparences puissent tromper, le point de départ de la contracture n'est pas profond, mais bien au contraire très nettement superficiel. On voit que, dans ce cas, l'expérience qui consiste à faire un pli à la peau et à exciter le sommet du pli n'eût pas le moins du monde permis de juger la question.

Nous avons dit plus haut qu'il nous avait été facile de provoquer, chez nos différents malades, le transfert de la sensibilité, de l'impressionnabilité cutanée. *Dans toutes nos expériences, et cela aussi bien sur des malades hypnotiques qu'en dehors de toute somniation provoquée, nous avons pu obtenir des effets œsthesiogènes en nous servant d'excitations purement mécaniques, faibles et répétées.*

Un exemple : W…, à l'état de veille, anesthésique totale, générale et spéciale, du côté gauche, sensible à droite. Nous piquons avec une épingle et à petits coups (d'une façon intermittente, mais prolongée) le côté anesthésique (l'avant-bras par exemple). Au bout d'un temps variable (de quelques secondes à dix, vingt minutes et plus, suivant les malades, quelques minutes dans le cas particulier), nous observons le transfert de la sensibilité, tant générale que spéciale ; que, si au lieu d'agir sur le côté anesthésique, nous avons porté la piqûre sur le côté sensible, même résultat. Ce côté droit devient anesthésique, tandis que le côté anesthésique recouvre la sensibilité. On pourrait dire, dans ce cas, que l'on obtient le transfert de l'insensibilité.

Mêmes résultats si, au lieu d'agir sur la sensibilité générale, nous agissons sur la sensibilité spéciale. La malade étant dans les conditions ci-dessus indiquées, le tic-tac d'une montre à petite distance de l'oreille (bruit intermittent, mais prolongé) produira le transfert de la sensibilité spéciale et du même coup celui de la sensibilité générale. Ces expériences montrent aussi que, si l'on y prenait garde, on pourrait croire avoir endormi une malade en s'adressant à son côté anesthésique. Mais, dans ce cas, le sommeil ne surviendrait qu'après apparition de la sensibilité.

Avèc tous les excitants que nous avons employés, nous avons de plus observé les phénomènes correspondant à ceux qui ont été décrits à propos de l'action æsthésiogène des métaux, savoir : anesthésie de retour, anesthésie post-métallique et oscillations consécutives (1).

Dans toutes nos expériences, on le voit par les quelques exemples rapportés plus haut, il y a toujours eu chez nos différentes malades parallélisme entre l'aptitude à la contracture et l'état de la sensibilité ou de l'impressionnabilité cutanée.

Les contractures ont toujours été provoquées au moyen d'excitations faibles et qui ne pouvaient intéresser que le tégument. Ces mêmes excitations ont permis de les faire cesser. L'action pouvait d'ailleurs porter sur le point primitivement touché ou sur la zone cutanée correspondant aux antagonistes des muscles contracturés. Il fallait tenir compte outefois de l'état de la sensibilité, de l'impressionnabilité du tégument.

Répétons qu'elles se sont montrées sous l'influence de ces excitations périphériques superficielles, aussi bien dans la période léthargique que dans les phases somnambulique et cataleptique de la somniation provoquée.

______

(1) Voir à propos de l'action des œsthésiogènes dans l'hypnotisme, Tamburini et Seppili. Loc. cit.

# TABLE DES MATIÈRES




Paris. — A. PARENT, imprimeur de la Faculté de médecine, A. DAVY, successeur,
52, rue Madame et rue Monsieur-le-Prince, 14.

www.ingramcontent.com/pod-product-compliance
Ingram Content Group UK Ltd.
Pitfield, Milton Keynes, MK11 3LW, UK
UKHW020019100726
13658UKWH00002B/983